치매를 예방하는
최고의 식사법

OK SHOKUZAI, NG SHOKUZAI MO ZUBARI！
NINCHISHO O FUSEGU SAIKO NO TABEKATA
ⓒKazuhiko Yamane 2024

First published in Japan in 2024 by KADOKAWA CORPORATION, Tokyo.
Korean translation rights arranged with KADOKAWA CORPORATION, Tokyo
through Korea Copyright Center Inc.

이 책은 ㈜한국저작권센터(KCC)를 통한 저작권자와의 독점계약으로 ㈜두드림미디어에서 출간되었습니다.
저작권법에 의해 한국 내에서 보호를 받는 저작물이므로 무단전재와 복제를 금합니다.

치매 리스크를 줄이고 뇌를 되살린다

# 치매를 예방하는
# 최고의 식사법

야마네 가즈히코 지음
이성희 옮김 | 황이선 감수

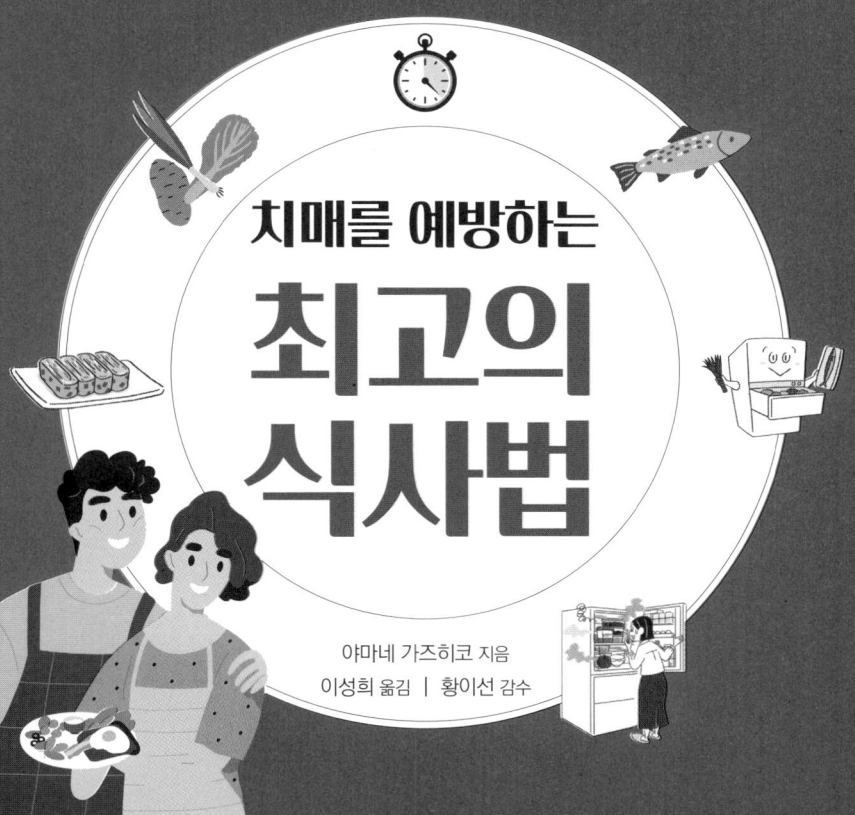

두드림미디어

| 감수자의 말 |

저는 돌봄 현장에서 어르신들의 치매 증상들을 많이 보고 있습니다.

시대적 상황에서 힘든 삶을 살아온 85~100세 어르신들은 지금의 저속노화라는 단어를 상상할 수 없을 것입니다.

'치매를 예방하는 최고의 식사법'을 실현할 수 있는 시대에 살았다면 얼마나 좋을까요. 우리는 저자의 식사법 제안으로 치매를 예방할 수 있는 기회를 가졌습니다. 남은 일은, 습관으로 차근차근 실천해가는 것입니다.

요즘은 연령을 구분하지 않고 장수보다는 '저속노화'라는 '건강한 노화'에 관심이 많습니다. 식사법은 인지력 향상에 도움이 될 뿐만 아니라 신체 건강에도 큰 도움이 될 것입니다.

이러한 관점에서, 《치매를 예방하는 최고의 식사법》은 20대부터 실천해야 하는 필독서로 추천하고 싶습니다.

저자가 제안하는 식사법은 라이프 스타일이나 연령을 불문하고 누구나 쉽게 실천할 수 있는 방법입니다. 치매는 예방이 중요합니다. 책에서 치매에 걸리기까지 20년 이상이 소요된다고 한 점은 저도 동의합니다. 저자가 제안한 식사법을 20세부터 선택하고 실천한다면 치매 없는 건강한 노후를 즐길 수 있으리라 생각됩니다. 원고를 읽는 내내 좀 더 일찍 출판되었으면 하는 아쉬움이 있었습니다.

가장 기억되는 문장은 '오감으로 즐기는 식사법'입니다.

- 《치매 이상행동(BPSD) 케어 12가지 방법》 저자

황이선

## 여러분의 집에도 '치매를 부르는 냉장고'가 있지는 않나요?

치매를 예방하고 개선하는 식사법을 도입하기 위해서는
먼저, 냉장고를 올바른 상태로 정돈해두는 것이 중요합니다.
**사실, 냉장고는 치매 리스크와 진행도를 파악하기에 딱 좋은 포인트입니다.**

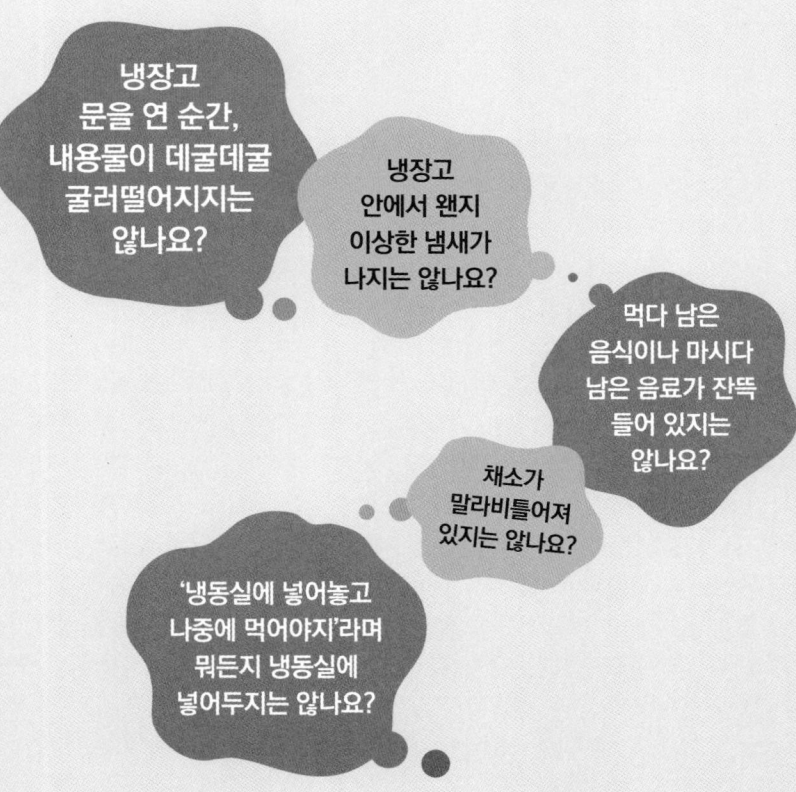

'어라? 예전에는 이러지 않았는데?'라는 생각이 들면, 지금 당장 냉장고를 정리해봅시다.

매일 사용하는 냉장고의 처참한 상태를 기분이 좋아지는 상태로 정리하면, 앞으로 최고의 식사법을 배우고 실천할 수 있는 의욕이 생겨날 것입니다.

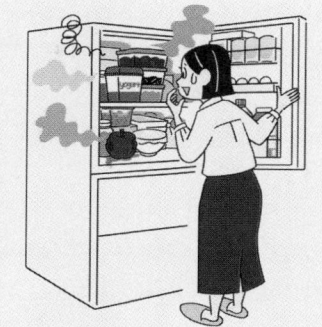

여담인데, 뇌의 기능과 정리 정돈에 관해 '어질러진 곳을 정리하면 집중력과 정보처리 능력이 개선된다'라는 연구 결과도 있습니다.

다음 페이지에 냉장고 체크 포인트를 테스트 형식으로 소개하고 있습니다. 여러분의 냉장고는 물론, 부모님의 냉장고도 때때로 체크해보시기 바랍니다. 인지 기능 면에서 변한 점은 없는지 알아차릴 수 있도록 도와준다는 점에서 매우 편리합니다.

**당신의 치매 리스크를 알 수 있다!**

# ☑ 냉장고 체크 리스트

해당하는 항목에 ✔를 표시해봅시다.

- ☐ 냉장고 안이 청결하지 못하다. 더러운 상태가 눈에 드러난다.
- ☐ 냉장고 안에서 왠지 이상한 냄새가 난다.
- ☐ 냉장고 안이 정돈되어 있지 않아 꺼내고 싶은 것을 바로 꺼낼 수 없다.
- ☐ 냉장고 안쪽에 무엇이 들어 있는지 보이지 않는다.
- ☐ 어디에 무엇을 넣을지, 항상 되는대로 넣어서 규칙성이 없다.
- ☐ 동일한 식재료가 몇 개나 들어 있다.
- ☐ 소비기한이 지난 식재료가 들어 있다. 혹은 냉장고 안에 소비기한을 알기 어려운 것들이 있다.
- ☐ 먹다 남은, 마시다 남은 것들이 여러 개 들어 있다.
- ☐ 말라비틀어진 채소가 들어 있다.
- ☐ 먹으면 탈이 날 것 같은 것들이 들어 있다.
- ☐ 뚜껑이 제대로 덮여 있지 않은 것이 있다(튜브형 조미료 등).
- ☐ 제빙기를 사용하고 있다(사실 제빙기를 청결하게 유지하기란 정말 어려워요).
- ☐ '일단 냉동실에 넣어놓고 나중에 먹어야지'라며 뭐든지 냉동실에 쟁여둔다.
- ☐ 냉장고 문에 각종 종이가 덕지덕지 붙어 있어 자꾸 바닥으로 떨어진다. 혹은 보고 싶은 내용의 종이가 어디에 있는지 한눈에 찾기 힘들다.
- ☐ 냉장고 위쪽이나 바닥, 벽 쪽 틈에 먼지가 쌓여 있다.

테스트 결과는 다음 페이지에 ▶

## ☑ 결과

### ☑가 8개 이상

인지 기능 저하가 우려됩니다. 또한 냉장고 안에 감도는 '독소'가 뇌에 미치는 악영향도 걱정입니다. 먼저 ✔가 7개 이하로 줄어들 수 있도록 목표로 삼고 냉장고를 정리해보시기 바랍니다.

### ☑가 5~7개

냉장고를 열 때마다 작은 스트레스가 조금씩 쌓여, 서서히 뇌에 악영향을 줄지도 모릅니다. ✔가 4개 이하가 되도록 냉장고를 정돈해보시기 바랍니다.

### ☑가 4개 이하

지금은 인지 기능에 큰 문제는 없는 것 같습니다. ✔의 개수를 더 줄여서 뇌에 좋은 자극을 주도록 합시다.

| 프롤로그 |

## 할머니와의 경험을 계기로
## 치매 예방에 인생을 걸겠다고 결심했다

### '치료법은 없다'라는 말은 사형 선고와도 같다

어렸을 적 저는 이른바 '할머니 바라기'였던 것 같습니다. 그렇다고 해서 할머니와 함께 산 것도 아니었어요. 심지어 멀리 떨어져 살고 있었기 때문에 만나는 횟수도 정해져 있었어요. 그래서 할머니는 저와 만날 때마다 눈물을 흘리며 기뻐하셨고, 제가 좋아하는 것들을 잔뜩 안겨주셨지요. 할머니는 최강의 제 편이었습니다.

그런 저의 소중한 할머니에게 알츠하이머 치매가 발병했습니다. 할머니는 80세, 저는 20세 때의 일이었어요. 할머니의 이상행동을 깨닫게 된 계기는 할머니와 함께 살고 계신 할아버지의 이상행동 때문이었습니다.

할아버지는 박학다식하셔서 늘 지식을 추구하시는 분이셨습니다. 그랬던 할아버지가 어느 날, 저에게 이렇게 말씀하셨어요. "생각하는 것이 귀찮아졌어"라고 말이지요. '왜 그러실까?' 생각해봤더니 거기에는 할머니의 상태 변화가 있었습니다. 할아버지와 할머니는 이전에는 두 분이 시시콜콜 실없는 대화를 하시며 사이좋게 지내셨어요.

그런데 어느 날부터인가 할머니가 할아버지에게 몇 번이고 같은 것을 묻거나 말하곤 하셨지요. 할아버지도 처음에는 "아까도 같은 것을 물어봤어"라고 알려주셨던 것 같았지만, 점점 그 빈도가 늘어나자 할아버지는 결국 대화 자체를 포기해버린 것이었습니다.

모처럼 무언가를 생각하거나 공부를 해도, 함께 사는 상대와 공유할 수 없다면 당연히 생각하는 것 자체가 귀찮아지지 않을까요?

당시 저는 '세포 활성화'에 관한 연구에 몰두하고 있어 뇌에 대한 어느 정도의 전문지식도 있었습니다. 할아버지의 이야기를 듣고 '좋지 않은 상황인데…'라고 감지한 저는 반신반의하는 부모님을 설득해 싫어하는 할머니를 속여서 병원에 모시고 갔습니다.

저의 불길한 예감은 들어맞았습니다. 진찰한 의사의 진단은 알츠하이머 치매였습니다. 거기다 '오늘날의 의학으로는 치료법은 없습니다'라고 선고받았습니다. 아무리 무서운 질병이라도 치료법을 안내받으면 싸울 의욕이 생기기 마련입니다. 하지만 반대로 '치료법은 없다', 이 말은 듣는 상대로 하여금 사형 선고나 마찬가지입니다. 좋아질 것을 기대하고 무리하게 병원에 모시고 간 결과는 지독히도 잔혹했습니다.

행운일지 불행일지는 모르겠으나 어머니의 판단으로 할머니에게는 병명을 알리지는 않았습니다. 하지만 할머니의 이상 행동 증상(BPSD, Behavioral and Psychological Symptoms in Dementia)은 날이 갈수록 악화되었고, 결국 시설에 들어가시게 되었어요. 그 시설에는 찾아오는 사람 없이 고독한 상태에서 죽음을 맞이하는 분들도 많았습니다. 때마침 코로나바이러스가 기승을 부려 시설에 계신 할머니에게 면회 가는 것도 불가능해졌고, 결국 할머니는 그곳에서 돌아가셨습니다.

치매는 환자의 각종 존엄성을 빼앗고 그 사람이 살아왔던 기억조차 앗아가 버립니다. '그런 비참한 병이 또 어디 있을까…' 그러한 생각을 계기로 저는 치매 예방법 보급에 인생을 걸겠다고 결심했습니다.

## 고령자 2명 중 1명이 치매, 혹은 경도인지장애자

사실 일본은 치매 대국입니다. 후생노동성 조사에 따르면, 2012년 이미 일본에는 약 462만 명의 치매 환자가 있었습니다. 그것이 2025년에는 700만 명 이상으로 증가할 것이라고 합니다. 즉, 고령자 5명 중 1명이 치매에 걸린다는 계산입니다.

게다가 이것은 정식으로 진단받은 사람들의 숫자로, 실제로는 '치매 예비군'이라고 불릴만한 사람들도 많이 있습니다. 기억력이나 주의력 등의 인지 기능에 저하가 보이지만, 일상생활에 지장을 초래할 정도는 아닌 '경도인지장애(MIC, Mild Cognitive Impairment)'인 사람들을 말합니다.

그 외에도 치매나 경도인지장애라는 사실을 알지 못한 채 살아가는 사람들도 있을 테지요. 그러한 부분도 고려해봤을 때, '장래에는 고령자 2명 중 1명이 인지 기능에 문제를 가진 채 살아가는 시대가 올 것이다…!' 이렇게 말해도 결코 과장이 아니라고 저는 생각합니다.

# 점점 증가하는
## 치매·경도인지장애 환자 수

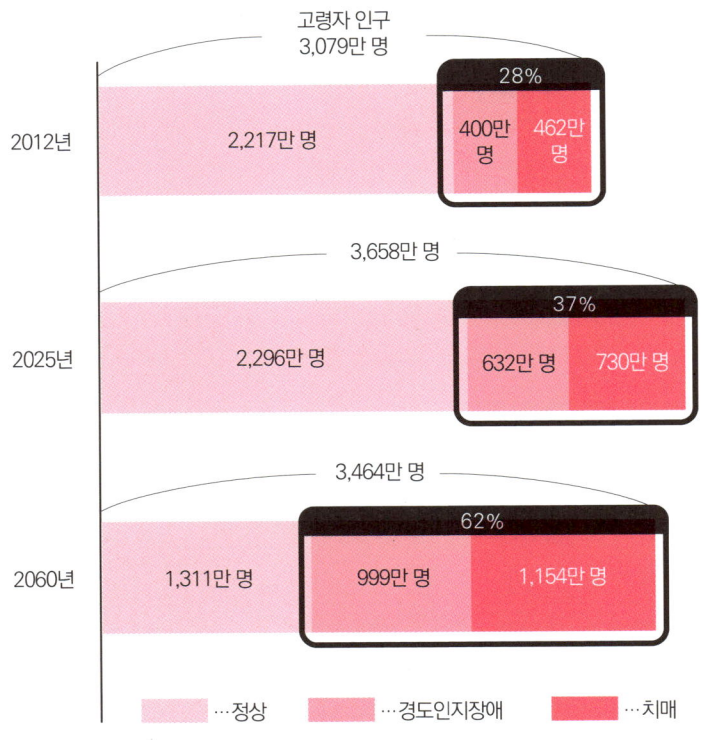

2060년에는 고령자(65세 이상)의 60% 이상이 치매 혹은 경도인지장애일 가능성이 있다.

※ 후생노동성 '치매 정책 시행의 현상(現狀)에 대해서'(H26.11.19), 내각부 '고령 사회 백서' 2020년 판과 2017년 판을 바탕으로 독자적으로 작성

## 치매 대책 = 알츠하이머 대책

치매에는 저의 할머니가 걸린 알츠하이머 치매, 뇌혈관성 치매, 루이소체 치매, 전두측두엽 치매, 이렇게 크게 4가지 종류가 있습니다.

30년도 더 전에는 뇌졸중과 같은 뇌혈관장애로 인해 발생하는 뇌혈관성 치매가 치매 중 가장 큰 비율을 차지했습니다. 하지만 오늘날에는 알츠하이머가 치매의 70%를 차지하고 있습니다. 치매 대국인 일본에서도 알츠하이머 치매 대책은 가장 중요한 동시에 매우 시급한 주제입니다.

'치매만큼은 걸리고 싶지 않다'라고 생각하는 여러분이 해보실 만한 것은 알츠하이머를 예방하는 것입니다. 이 책에서는 알츠하이머를 중심으로 다루고 있기에, 이 책에서 앞으로 '치매'라고 하는 것은 전부 알츠하이머 치매를 가리키는 것입니다.

치매 환자의 뇌에는 '베타 아밀로이드($\beta$-amyloid)'라고 하는 물질이 쌓여 있습니다. 고형암(덩어리 형태로 형성되는 암)에 비유하자면, 베타 아밀로이드가 뭉쳐 있는 곳이 원발 병소(암이 처음 생긴 장소)와 같다고 할 수 있습니다. 암의 경우, 수술을 통해 그곳을 절제하면 완치를 바라볼 수도 있습니다. 하지만 뇌는 지방 60%, 단백질 40%로 이루어져 있습니다. 비유하자면, 단단한 두부와 같은 상태라고 할 수 있습니다. 이로 인해 절개하고 봉합하는 식의 수술은 불가능합니다.

약의 경우는 어떠할까요? 2023년 말부터 알츠하이머 치매 치료제로 '레카네맙(Lecanemab, 상품명 레켐비)'이 인가되어 임상실험에서 사용할 수 있게 되었습니다. 하지만 이 약의 기대효과는 '완치'가 아니라 겨우 '진행을 늦추는' 수준입니다.

그렇다면 이대로 순순히 굴복할 수밖에 없을까요? 아니요. 그것은 말 같지도 않은 소리입니다! 그렇지 않나요?

## 기대가 집중되는 혁명적인 치료법

저는 현재, 일반사단법인 치매협회의 회장으로서, 많은 환자들과 예비군을 치매로부터 구하는 활동을 하고 있습니다.

구체적으로는 치매 연구의 제1인자인 데일 브레드슨(Dale E. Bredesen) 박사가 2014년에 고안한 '리코드(reversal of cognitive decline)법'이라고 하는 치매 치료법을 기반에 두고,

## 베타 아밀로이드가 쌓이면 신경세포가 파괴되고 뇌가 위축된다

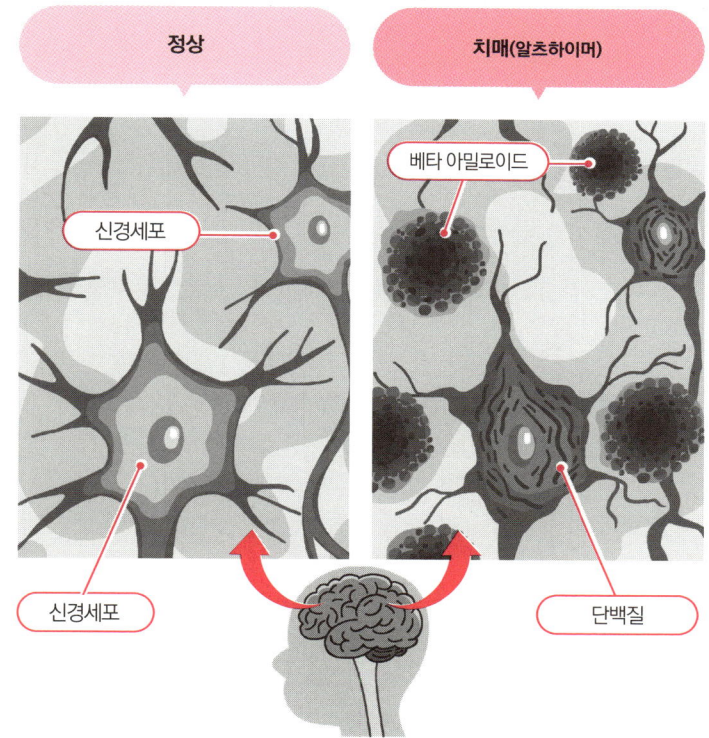

뇌의 신경세포 주변에 베타 아밀로이드가 축적되면 신경세포 속에 단백질이 생겨 신경세포가 파괴된다. 신경세포 파괴가 진행되면 뇌가 점점 위축되어 경도인지장애를 거쳐 치매로 병증이 진행된다.

우리의 생활 습관에 맞춰서 조언하고 있습니다.

리코드법이란, '치매 의료계에 혁명을 일으킬 가능성이 크다'라는 기대감에 최근 주목을 받고 있습니다. 저도 이 리코드법을 신뢰하고 있으며, 전국에서 몰려드는 각종 상담에 제가 가지고 있는 모든 지식을 동원해 온 힘을 다해 대응하고 있습니다.

유명한 의학 잡지 〈Lancet〉에 실린 한 논문에서는, 치매는 생활 습관 개선으로 40% 발병을 늦출 수 있다고 보고되었습니다. 실제로 제가 상담한 환자들 중에도 많은 분들이 생활 습관에 관한 제 조언을 따른 결과, "자신과 가족의 인지 기능이 개선되었다", "치매의 진행이 멈췄다"라고 말했습니다.

리코드법에서는 식사, 운동, 수면, 스트레스 케어, 뇌 트레이닝 등 다각적인 접근으로 치매를 치료합니다. 이 책에서는 그중에서 제가 중요하게 생각하는 '식사법'에 대해서 다루고 있습니다.

식사법은 라이프 스타일이나 연령을 불문하고 누구나 일상적으로 받아들이기 쉽다는 장점을 갖고 있습니다. 물론 효과에는 개인차가 있으며, 리스크가 있는 식품이나 식사법 모두를 완벽하게 끊는다는 것은 불가능합니다. 그래도 '될 수 있으면 피하는 것'은 가능할 것입니다. 할 수 있는 것부터 시작해보고, 자신에게 맞는 방법을 찾아나가면 됩니다.

이 책에서는 치매 예방·개선이라고 하는 관점에서 알아두었으면 하는 방법과 사고법을 국내외 각종 연구들을 참고해 다양하게 다루고 있습니다.

우리는 100세까지 살 수 있는 시대를 맞이하고 있습니다. 선인(先人)들의 많은 노력에 의해 겨우 여기까지 왔는데 치매 따위에 굴할 수는 없지요.
치매에 굴하지 않는 방법은 실제로도 존재합니다. ==오늘날 치매는 매일매일 스스로의 마음가짐으로 예방할 수도, 개선할 수도 있습니다.== 이 책을 통해 그 방법을 함께 배워나가도록 합시다.

— 야마네 가즈히코(山根 一彦)

※ 이 책에서 'NG 식재료'라고 하는 것은 치매 예방·개선이라는 관점에서 저자가 생각했을 때 될 수 있으면 피했으면 하는 식재료를 말합니다. 'OK 식재료'는 동일한 관점에서 적극적으로 섭취했으면 하는 식재료를 말합니다. 또한 이 책의 내용은 저자의 견해이며, 현재까지 밝혀진 근거를 통해 판단한 것입니다.

| 차 례 |

**감수자의 말** ······· **4**

**여러분의 집도 '치매를 부르는 냉장고'가
있지는 않나요?**
        **당신의 치매 리스크를 알 수 있다! - 냉장고 체크 리스트** ······· **8**

**프롤로그**
        할머니와의 경험을 계기로
        치매 예방에 인생을 걸겠다고 결심했다 ······· **10**

## Chapter 1
## 여기까지 밝혀졌다! 치매에 관한 최신 정보

'치매는 불치병'이라는 소리는 다 옛말 ⋯⋯ **27**
치매에 걸리기까지는 20년 이상 소요된다 ⋯⋯ **30**
식생활 개선으로 치매가 발생하는 3가지 원인을 멀리한다 ⋯⋯ **34**
**염증 ①** 전신의 각종 염증이 뇌에는 리스크 ⋯⋯ **39**
**염증 ②** 고혈당과 치매는 떼려야 뗄 수 없는 관계 ⋯⋯ **41**
**염증 ③** 혈당 수치를 상승시키는 것은 달콤한 과자만이 아니다 ⋯⋯ **47**
**염증 ④** '뇌와 장'은 서로 영향을 주고받는다 ⋯⋯ **49**
**염증 ⑤** '호모시스테인'의 농도가 높으면 위험하다 ⋯⋯ **55**
**독소 ①** 일상 속에 숨어 있는 뇌를 공격하는 3가지 독소 ⋯⋯ **57**
**독소 ②** 해독 능력은 식사에 따라 높아질 수 있다 ⋯⋯ **63**
**영양 부족 ①** 뇌가 필요로 하는 3가지 유형의 영양소 ⋯⋯ **67**
**영양 부족 ②** 비타민과 미네랄도 뇌에 필수다 ⋯⋯ **70**
자신이 올바른 식사법을 결정하고, 치매를 예방한다 ⋯⋯ **74**

# Chapter 2
## 될 수 있으면 피했으면 하는 식재료와 그 대책에 대해서

**NG 식재료 ①** 밀가루 제품 – 맛은 있지만 뇌에 좋지 못하다는 불안감도… ……… **79**

**NG 식재료 ②** 트랜스지방산 – '뇌에 안 좋은 기름'의 대표적 물질 ……… **85**

**NG 식재료 ③** 우유 – 치매를 예방하기 위해서 매일 마시는 것은 피하자 ……… **91**

**NG 식재료 ④** 튀긴 음식 – 감자칩은 특히 피하면 좋다 ……… **98**

**NG 식재료 ⑤** 가공육 – 발색제가 뇌에 미치는 영향 ……… **100**

**NG 식재료 ⑥** 참치 – 치매를 유발하는 독, 수은에 조심하자 ……… **103**

**NG 식재료 ⑦** 톳 – 비소 함유량이 우려되는 해조류 ……… **105**

**NG 식재료 ⑧** 고GI·GL 지수 식품 – 혈당 수치를 상승시켜서는 안 된다 ……… **107**

**NG 식재료 ⑨** 고당도 과일 – 과일의 좋고 나쁨을 구분하는 방법 ……… **110**

**NG 식재료 ⑩** 주류(酒類) – 마시면 마실수록 뇌가 위축된다 ……… **114**

**NG 식재료 ⑪** 인공감미료 – 실제로는 일반 설탕보다 더 위험하다 ……… **116**

**NG 식재료 ⑫** 과당·포도당·액당 – 액체 상태의 당질은 좋지 않다 ……… **120**

## Chapter 3
# 매일 먹고 싶은 식재료를 고르는 방법과 먹는 방법

- **OK 식재료 ①** **물** – 섭취했으면 하는 식재료의 우두머리 격이지만 부족하기 쉽다 ······· **125**
- **OK 식재료 ②** **브로콜리** – 이소티오시아네이트는 대단하다 ······· **132**
- **OK 식재료 ③** **부추** – 항산화력은 물론, 헬리코박터 파일로리균도 억제할 수 있다 ······· **138**
- **OK 식재료 ④** **마늘** – 피로 회복분만 아니라 뇌에도 좋은 영향을 준다 ······· **141**
- **OK 식재료 ⑤** **버섯류** – 경도인지장애 리스크를 절반으로! ······· **143**
- **OK 식재료 ⑥** **꽁치** – 뇌를 보호해주는 질 좋은 지방의 보고 ······· **146**
- **OK 식재료 ⑦** **소·돼지·닭고기** – 양질의 단백질은 뇌에 필수불가결 ······· **149**
- **OK 식재료 ⑧** **조개류** – 기대 성분 타우린과 평상시 부족하기 쉬운 아연의 보고 ······· **153**
- **OK 식재료 ⑨** **계란** – 뇌의 세포막과 뇌내 신경전달물질의 재료 ······· **155**
- **OK 식재료 ⑩** **낫토** – 뇌혈관성 치매도 예방할 수 있다 ······· **158**
- **OK 식재료 ⑪** **베리류·감귤류** – 뇌의 산화를 막는다 ······· **161**
- **OK 식재료 ⑫** **녹차** – 뇌를 릴렉스시키고 스트레스도 경감 ······· **165**
- **OK 식재료 ⑬** **레몬 과즙** – 꾸준한 비타민 C 보충에 최적 ······· **167**
- **OK 식재료 ⑭** **군고구마** – 달콤하지만 신기하게도 혈당 수치는 오르지 않는다 ······· **171**

**Chapter 4**

# 뇌를 보호하는 식사법과 조리법에 대한 기본 사고방식

대식가는 치매뿐만 아니라 각종 질병에 대한 리스크가 높다 ······ **175**
여러 종류의 채소를 일단 많이 먹는다 ······ **178**
오감을 사용해 정성스럽게 식사를 맛보다 ······ **181**
많이 씹으면 과식을 예방할 수 있고 뇌의 혈류도 증가한다 ······ **183**
고온 조리보다 저온 조리로, 특히 중탕이 좋다 ······ **186**
가열 조리할 때 사용할 수 있는 기름은 올리브유 단 한 가지뿐 ······ **189**
당질을 그대로 먹지 말고 계란이나 기름과 조합해 먹는다 ······ **192**
식사 순서를 바꾸는 것만으로도 치매 리스크는 낮아진다 ······ **195**
저항성 전분의 신기한 비밀 ······ **199**
탄수화물, 지방, 단백질을 이상적인 비율로 균형 있게 섭취 ······ **202**
고기나 생선 뼈를 고아낸 육수를 하루에 한 잔씩 마시면 좋다 ······ **207**
매일 식사 시간은 정확한 타이밍에 ······ **211**
매일 몸무게를 재고 자신의 BMI를 알아둔다 ······ **215**

**에필로그** ······ **217**
**뇌가 되살아나는 식재료 리스트** ······ **219**
**참고문헌** ······ **220**

Chapter
# 1

# 여기까지 밝혀졌다! 치매에 관한 최신 정보

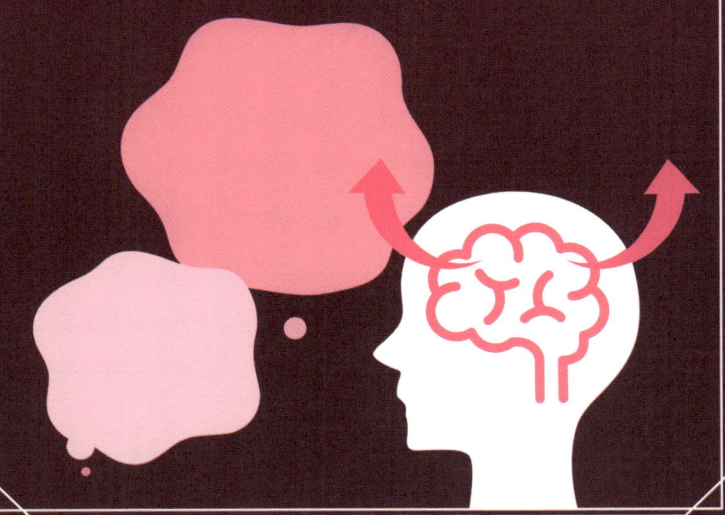

## '치매는 불치병'이라는 소리는 다 옛말

저희 할머니가 그러하셨듯이, '치매 환자는 도울 방법이 없다'라는 것이 오랫동안 의료계의 상식이었습니다. 아무리 위대한 업적을 달성한 사람이라도, 아무리 막대한 자산을 보유하고 있는 사람이라도, 아무리 많은 사람으로부터 사랑과 존경을 받는 사람이어도, 일단 치매가 발생하면 그 말로(末路)는 비참하기 그지없습니다.

암의 경우에는 안타깝게 치료가 불가능한 상황이라도, 가족이나 친구들과 옛이야기를 하거나 그동안 도움을 받았던 사람들에게 감사의 말을 전하는 등 자신만의 최후를 맞이할 수 있을 테지요. 하지만 치매의 경우 자신의 인생을 정리하고 마무리하는 것도 할 수 없고, 주변을 곤혹스럽게 만든 채로 죽음을 맞이하는 실정입니다. 물론 본인은 그런 것을 전혀 바라지 않는데도 어떻게 할 수 없는 것이지요.

지금, 이 순간에도 전 세계적으로 치매는 발생하고 있고, 지푸라기라도 잡는 심정으로 의료기관을 방문해 '낫지 않습니다'라는 비정한 진단을 받는 사람들이 많습니다. 그럼에도 불구하고 이렇게 오랫동안 지속되던 절망적인 상황에 한줄기 밝은 조짐이 보이기 시작했습니다. 치매는 예방이 가능하며, 개선되는 것도 꿈이 아니라는 사실이 밝혀지게 된 것이지요.

그중 한 가지가 바로 신약의 등장입니다. 일본의 제약회사 에자이(Eisai)가 미국의 제약회사와 공동 개발한 '레카네맙'이 미국에 이어 2023년 말부터 일본에서도 실제 치료 현장에서 사용되고 있습니다. 레카네맙은 치매 중에도 이 책에서 다루고 있는 알츠하이머 치매를 대상으로 한 치료제입니다.

아직 효과는 한정적이지만, 이 약에는 매우 중요한 포인트가 있습니다. 바로, 대증요법적인 것이 아니라 알츠하이머 원인물질에 직접 작용한다는 점입니다.

원인물질에 직접적으로 작용하는 약이 개발되었다는 것은 알츠하이머의 메커니즘이 거의 다 규명되었다고 생각해도 좋을 것입니다. ==알츠하이머를 유발하는 가장 큰 원인은 뇌에 '베타 아밀로이드'라는 단백질이 축적되는 것입니다.== 이 베타 아밀로이드는 뇌에 손상을 일으켜 신경세포를 사멸시키고 뇌를 위축시킵니다.

신약 레카네맙은 '뇌의 쓰레기'라고도 불리는 이 베타 아밀로이드를 청소해 알츠하이머에 어느 정도 효과를 불러일으키는 것입니다. 하지만 이 약으로 효과를 볼 수 있는 대상은 경도인지장애(MIC)나 치매 발병 초기 단계 환자에 한정되어 있습니다. 중증 환자에게는 사용하지 않으며, 또한 완치를 목표로 하지도 않습니다.

알츠하이머 치매의 발병 메커니즘이 밝혀졌기 때문에, 어떻게 하면 예방할 수 있는지도 알게 되었습니다. 알츠하이머를 쓸데없이 두려워하는 시대는 이미 끝이 난 것이지요.

> **포인트!**
>
> **치매를 멀리하기 위해서는 베타 아밀로이드가 쌓이지 않게 하면 된다.**

## 치매에 걸리기까지는 20년 이상 소요된다

오늘날, 신약 레카네맙 사용 대상자는 경도인지장애나 치매 발병 초기 단계의 환자에 국한되어 있습니다. 거기에는 이유가 있습니다. 치매의 원인은 증상이 나타나기 20년도 훨씬 전에 이미 자라고 있기 때문입니다.

65세 이전에 치매 증상이 나타나는 조발성 치매를 제외하고, 대부분의 경우 치매 증상은 고령층이 된 후 나타납니다. 하지만 40대, 30대와 같은 젊은 시절부터 뇌 속에는 이미 베타 아밀로이드가 쌓이기 시작한다는 것이 밝혀졌습니다. 그러한 사실로 보았을 때, 중증 환자의 뇌의 경우에는 20년보다 더 오래전부터 상당한 기간에 걸쳐 많은 양의 베타 아밀로이드가 축적되었을 것입니다.

그러면 레카네맙이 제아무리 열심히 노력해도 인지 기능이 개선될 정도까지는 베타 아밀로이드를 청소할 수 없는 셈이지요.

그렇다는 것은, 이렇게 바꿔서 말할 수 있지 않을까요? '치매가 베타 아밀로이드가 20년 이상 축적된 결과 발병하는 병이라면, 그 긴 세월 동안 생활 습관을 개선하면 발병을 억누를 가능성도 커지는 것은 아닐까?'라고 말이지요.

어떠신가요? 바로 여기에 이 책의 목적이 담겨 있습니다.

40대는 물론, 50대, 60대, 심지어 70대도 늦지 않았습니다. 지금 당장 생활 습관을 개선하면 여러분은 치매로부터 크게 멀어질 수 있습니다. 또한, 경도인지장애나 초기 치매 진단을 받았더라도 그곳에서 탈출할 수 있습니다.

**치매와 생활 습관에 관해서는 세계적으로 활발하게 연구가 진행되고 있으며, 유명 의학 잡지 〈Lancet〉에서도 2번에 걸쳐서 주목할 만한 논문이 발표되었습니다.** 거기에서는 흡연, 운동 등 다양한 요소를 지적하고 있는데, 저는 무엇보다 '식사'가 가장 중요하다고 생각합니다.

우리의 몸은 우리가 먹은 것들로 이루어져 있습니다. 물론 뇌도 마찬가지고요. '무엇을 먹을지'뿐만 아니라 '어떻게 먹을지' 하는 '식사법'도 중요합니다. 이 책을 계기로 삼아 우리의 식생활을 다시 돌아보고 치매를 극복해나가도록 합시다.

**포인트!**

지금부터 식생활을 바로잡으면
20년 후에 일어날 비극을 피할 수 있을지도 모른다.

# 베타 아밀로이드가 쌓여가는 이미지

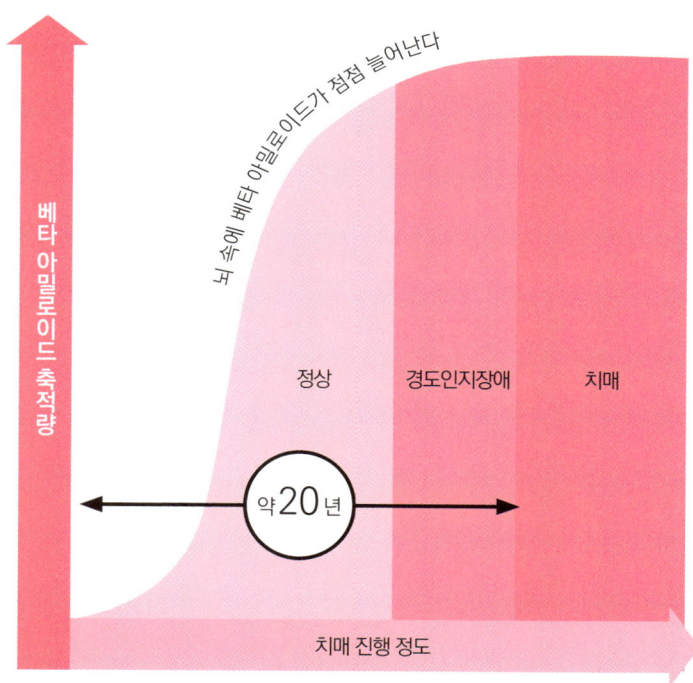

치매에 걸리기까지는 약 20년 정도 유예 기간이 있다. 경도인지장애 사이에 있다면 생활 습관 개선을 통해 치매의 추가 진행을 멈출 수 있을 뿐만 아니라 정상적인 상태로 되돌릴 수 있다는 사실이 밝혀졌다.

※ 참고문헌 : Clifford R Jack Jr et al. Tracking pathophysiological processes in Alzheimer's disease : an updated hypothetical model of dynamic biomarkers. Lancet Neurol. 2013 Feb;12(2):207-16.

## 식생활 개선으로 치매가 발생하는 3가지 원인을 멀리한다

앞서 저는 치매에는 크게 4가지 종류가 있다고 설명했습니다. 이 책에서는 알츠하이머 치매 이외의 3가지에 대해서는 직접적으로 다루고 있지는 않지만, 혼란을 피하기 위해 간단하게 언급만 해보려고 합니다.

뇌혈관성 치매는 뇌경색, 뇌출혈 등의 질환에 수반되어 생기는 유형의 치매입니다. 루이소체 치매는 뇌에 루이소체라고 하는 단백질이 쌓이는 것이 원인입니다. 전두측두엽 치매는 전두엽이나 측두엽이 변성되어 위축되는 것을 말합니다. 그리고 알츠하이머 치매는 오랜 세월에 걸쳐 베타 아밀로이드가 쌓이고, 그 영향으로 뇌가 위축되어감에 따라 발생합니다.

==실제로 알츠하이머 환자의 뇌를 사후에 해부해보니 베타 아밀로이드가 축적된 곳이 갈색 반점과 같은 얼룩 형태로 변해 있었습니다.== 이 반점 모양의 얼룩은 '노인성 반점'이라고 불리며 뇌를 위축시키는 주된 범인입니다. '주된'이라고 표현한 것은 베타 아밀로이드의 응집 외에도 다른 원인이 있다는 것이 밝혀졌기 때문입니다. 사후에 해부해보면 알츠하이머 증상이 나타나지 않더라도 노인성 반점이 가득한 사람들이 존재합니다.

그렇지만 베타 아밀로이드를 감소시키는 신약 레카네맙에 의해 알츠하이머 진행을 늦추는 효과가 나타났기 때문에 가능한 한 베타 아밀로이드를 쌓지 않는 것이 알츠하이머 예방으로 이어진다는 것에는 틀림이 없습니다.

==물론, 베타 아밀로이드는 누구나 갖고 있는 단백질이기 때문에 그 자체가 나쁘다고는 할 수 없습니다. 가득 쌓이기 때문에 문제가 되는 것이지요.== 그리고 이런 베타 아밀로이드가 쌓이는 까닭은 의외로 뇌를 보호하기 위해 싸운 결과 때문입니다.

어떻게 된 것인지 그 흐름을 설명하도록 하겠습니다. 무언가 뇌에 악영향을 줄 것 같은 요인이 있으면 베타 아밀로이드가 모여 그것을 무찔러줍니다. 그러한 싸움이 가끔 일어나는 동안에는 괜찮지만, 그것이 거듭될수록 베타 아밀로이드가 과도하게 증가하게 됩니다.

그리고 과도하게 증가한 베타 아밀로이드가 이번에는 뇌 신경을 공격해 알츠하이머 치매를 유발하게 되는 것입니다.
즉, 알츠하이머를 예방하기 위해서는 베타 아밀로이드가 활동할 수밖에 없는 상황인 '뇌에 위기를 불러일으키는 요인'을 처음부터 멀리하는 생활을 하면 됩니다.

==뇌에 위기를 불러일으키는 요인은 크게 '염증', '독소', '영양 부족', 이 3가지로 나눌 수 있습니다.==

앞서 설명했듯이 베타 아밀로이드는 20년 이상이라는 오랜 세월에 걸쳐 서서히 우리의 뇌에 쌓여갑니다. 중요한 것은, 가능한 한 그 축적량을 늘리지 말아야 한다는 점입니다. 즉 필요 이상으로 베타 아밀로이드가 한데 모이지 않도록 '염증', '독소', '영양 부족'을 멀리하면 되는 것이지요.

3가지 포인트 모두에 접근하려면 역시 '식사법'을 개선하는 것이 최단 루트입니다. 식사법의 올바른 규칙에 대해 알고, 할 수 있는 것부터 실천해나가도록 합시다.

규칙은 수없이 많기 때문에, 처음부터 모든 것을 지키려고 하기보다는 받아들일 수 있는 것부터 하나씩 하나씩 자신의 습관으로 만들어가면 됩니다.

==치매를 예방하고 개선하는 식사법에 대한 규칙은 주로 다음과 같이 3가지로 나눌 수 있습니다.==
==먼저, '어떤 것을 먹으면 안 될까?'(NG 식재료)와 '어떤 것을 먹으면 좋을까?'(OK 식재료), 그리고 '어떻게 먹어야 좋을까?'입니다.==

또한 올바른 식사법에 대한 규칙을 받아들이기 위한 대전제로, 냉장고를 올바른 상태로 정리해두는 것도 매우 중요합니다. ==사실 냉장고의 상태는 치매 리스크와 진행도를 파악할 수 있는 적합한 포인트가 됩니다.== 냉장고 체크 포인트를 목록으로 정리해두었으니(자세한 내용은 8페이지 참조), 여러분의 냉장고는 물론, 부모님의 냉장고 상태를 주기적으로 확인하고,

인지 기능에 변화는 없는지 주의를 기울여보시기 바랍니다.

구체적인 식사법 규칙에 관해서는 Chapter 2 이후에서 소개하는 것으로 하고, 먼저 Chapter 1에서는 '염증', '독소', '영양 부족'이 왜 뇌에 문제가 되는지, 그 구조에 대해서 자세하게 설명하도록 하겠습니다.

식사법에 관한 규칙을 적극적이고 지속적으로 실천해나가기 위해서는 왜 그 규칙이 치매 예방과 개선에 효과가 있는지를 납득하고 이해하는 과정이 필수입니다. 다소 어려운 이야기가 될지도 모르겠습니다만, 읽으신다면 분명히 식사법을 바꾸고자 하는 의욕이 솟아나게 될 것입니다. 잠시 함께해주시면 좋겠습니다.

**포인트!**

**치매의 근본 요인은 '염증' '독소' '영양 부족', 이 3가지다.**

## 염증 ①
## 전신의 각종 염증이 뇌에는 리스크

 위염, 치은염, 관절염, 기관지염 등, 누구나 한 번쯤은 이런 진단을 받은 적이 있을 것입니다. 이것들은 모두 '염증'입니다. 이러한 구체적인 병명이 붙지 않더라도 열이 나거나 어딘가 통증이 느껴지거나 붓거나 하는 것도 염증 때문입니다. 또한 자각 증상은 없더라도 우리 몸속에는 각종 염증이 발생하고 있습니다.

 ==염증은 면역계가 우리 몸에 들어온 이물질을 적으로 간주하고 공격함으로써 발생합니다.== 넘어져서 까진 상처가 생기면 그곳으로 세균이 들어갑니다. 상처가 붓거나 고름이 나거나 하는 것은 면역계가 세균과 싸우고 있다는 증거입니다. 코로나에 감염되면 고열이 나는 것도 면역계가 바이러스를 물리치

려고 싸우고 있기 때문이지요.

그러한 염증이 자주 발생하면, 뇌를 보호하기 위해 베타 아밀로이드가 증가하고, 점점 쌓이게 됩니다.

여기서 잊으면 안 되는 것은 뇌는 우리 몸 각종 부위에 명령을 내리는 사령탑으로, 모든 기관과 연결되어 있다는 점입니다. 발가락의 작은 염증이라도 그 상태가 지속되면 뇌에 베타 아밀로이드가 축적됩니다.

그렇지만 평범하게 사회생활을 하다 보면, 몸 안에 염증 정도는 달고 살게 마련이지요. 그래서 평상시 염증을 억제하는 효과가 있는 음식을 적극적으로 섭취하는 것이 중요합니다.

**포인트!**

**발가락의 작은 염증이라도 치매의 원인 중 하나가 될 수 있다.**

## 염증 ②
# 고혈당과 치매는 떼려야 뗄 수 없는 관계

 치매와 염증에 대해 말할 때, 피하고 지나칠 수 없는 것이 혈당 수치가 높아지는 질병, 바로 당뇨병과의 관계입니다. '알츠하이머는 뇌의 당뇨병'이라는 말이 있을 정도로 이 2가지 질환은 밀접하게 연결되어 있습니다. ==의학 잡지 〈Neurology〉의 보고에 따르면, 당뇨병 환자는 치매 발병 리스크가 2배나 높다는 것이 밝혀졌습니다.==

 당뇨병이라고 진단받을 정도는 아니더라도 혈당을 높이는 음식은 치매에 걸릴 리스크도 높입니다. 왜냐하면 애초에 혈당 수치의 상승 자체가 염증을 발생시키기 때문입니다. 혈당 수치라는 것은 혈액 속에 '포도당'이 얼마나 존재하는지를 나타내는 수치입니다(그 수치가 일정 기준보다 높으면 당뇨병 진단을 받습니다).

고혈당, 즉 포도당이 과도하게 증가한 상태가 되면 무슨 일이 일어날까요? 포도당에는 단백질과 결합하려는 성질이 있습니다. 이들이 결합하면 '최종당산화물(AGEs)'이라고 하는 악성물질이 생성됩니다. 우리 몸은 근육, 장기, 혈관, 피부 등이 대부분 단백질로 이루어졌기 때문에 고혈당 상태가 지속되면 최종당산화물은 어디에나 생겨납니다.

최종당산화물은 질이 나쁜 노화 촉진물질로, 전신의 혈관에 상처를 입히고 염증을 유발합니다. 예를 들어, 혈관 내벽에 최종당산화물이 생성되면, 그것은 언젠가 동맥경화로 진행될 것입니다. 피부에 최종당산화물이 생성되면 기미가 되고요. 이것들도 모두 염증의 한 종류입니다.

최종당산화물로 인해 생겨나는 염증은 통증 등의 자각 증상 없이 전신에서 발생해 뇌에 베타 아밀로이드를 축적시킵니다. 뇌에 침착된 아밀로이트 베타를 '노인성 반점'이라고 부르는데, 이 노인성 반점이 있는 고령자는 건강한 고령자와 비교했을 때 최종당산화물이 3배나 많다는 보고가 있습니다.

치매 예방에는 먼저 혈당 수치가 높아지는 음식을 피하는 것이 중요합니다. 우리의 몸은 잘 만들어져 있어서, 혈액 속에 포도당이 증가하면 혈당 수치가 과도하게 오르는 것을 막기 위해 췌장에서 '인슐린'이라고 하는 호르몬이 분비되어 포도당을 처리합니다. 인슐린이 올바르게 분비되어 작용하는 동안에는 당뇨병에 걸리지 않습니다.

하지만 혈액 속에 포도당이 늘 넘쳐나는 상태라면 어떨까요? 대량의 인슐린이 시종일관 부지런히 작용해야만 하지요. 그러한 상태가 계속되는 동안 인슐린은 점점 잘 듣지 않게 됩니다. 이렇게 인슐린의 감수성이 저하되는 것을 전문 용어로 '인슐린 저항성'이라고 합니다.

==사실 인슐린은 혈당 수치를 낮출 뿐만 아니라 뇌에도 중요한 작용을 하고 있습니다.== 에너지 대사 조절, 기억, 학습, 신경세포의 생성·유지·수복에 인슐린은 필수적입니다.

인슐린 저항성이 발생하게 되면 뇌에서 인슐린이 제대로 작용하지 못하게 되고, 그 결과 신경세포가 줄어들게 됩니다.

실제로 도쿄대학 대학원의 발표에 따르면, 인슐린 감수성이 저하되면 뇌에서 베타 아밀로이드가 없어지는 속도가 느려지고, 그 결과 베타 아밀로이드의 축적이 증가하는 것으로 밝혀졌습니다.

혈당 수치가 상승해 인슐린이 다량으로 분비되면 치매 리스크가 높아지는 또 한 가지 이유가 있습니다. 인슐린은 최종적으로 'IDE'라고 하는 효소로 분해됩니다. 이때 당질을 많이 섭취해서 혈당 수치가 상승하면, 인슐린도 대량 분비되어 그만큼 IDE도 많이 필요해지지요.

여기서부터가 중요한데, 사실 뇌 속 베타 아밀로이드를 분해하는 효소도 마찬가지로 IDE입니다. 뇌에 베타 아밀로이드가 쌓일 것 같더라도 IDE가 분해하면 그만입니다. ==하지만 인슐린이 과도하게 분비되는 상황에서는, IDE는 인슐린을 분해하는 데 온 힘을 다하기 때문에, 결국 베타 아밀로이드를 분해하는 일에 소홀해집니다.== 그 결과, 뇌에 쌓이는 베타 아밀로이드의 양이 증가해 치매에 가까워지는 것입니다.

이러한 메커니즘으로 인해 당뇨병은 치매에 큰 위험인자로 여겨지고 있습니다.

> **포인트!**
>
> **고혈당은 온몸에 염증을 불러일으킬 뿐만 아니라,
> 뇌 속 베타 아밀로이드가 분해되는 속도도 지체되게 한다.**

# 고혈당이 치매로 이어지는 3가지 이유

**이유①**
**염증이 발생한다**

고혈당 상태에서는 혈관이 좁아져 혈액의 흐름이 원활하지 못하기 때문에 감염, 염증이 발생하기 쉬워진다. 또한 당을 섭취해 혈액 속에 포도당이 증가하면 체내에 최종당산화물(AGEs)라고 하는 악성물질이 생성되어 온몸에 염증을 유발한다.

**이유②**
**인슐린의 활동이 저하된다**

고혈당으로 인해 인슐린이 작용하기 어려워지면, 뇌 속 인슐린의 활동도 저하된다. 그러면 신경세포의 유지, 수복이 정상적으로 이루어지지 않게 되고, 베타 아밀로이드의 축적도 가속화된다.

**이유③**
**베타 아밀로이드를 분해할 수 없게 된다**

인슐린과 베타 아밀로이드를 분해하는 것은 'IDE'라고 하는 효소다. 고혈당으로 인해 인슐린이 과도하게 분비되면 분해해야만 할 인슐린이 증가한 만큼, 베타 아밀로이드는 분해되지 못하게 된다.

**염증 ③**
# 혈당 수치를 상승시키는 것은 달콤한 과자만이 아니다

여기서는 식사와 혈당 수치의 관계에 대한 기본적인 사실을 설명하도록 하겠습니다.

먼저, 혈당 수치를 올리고 치매를 유발하는 대표적 물질은 '당질'입니다. 당질이라고 하면, 단어 자체만 봤을 때 달콤한 과자나 음료를 떠올리기 쉬우나 꼭 단것에 국한된 것은 아닙니다. 우리가 섭취하고 있는 당질의 대부분은 탄수화물입니다. 탄수화물이란, 빵이나 면 종류 등 밀가루로 만들어진 것들과 동양인이 좋아하는 쌀이나 전병, 감자나 고구마 같은 서류 작물 등을 말합니다.

고혈당 및 치매 리스크라는 관점에서 봤을 때, 이러한 탄수화물을 먹는 것은 단 과자를 먹는 것과 전혀 다를 바 없습니다.

당질 중에서 전분은 '다당류', 설탕은 '이당류'라고 불립니다.

이당류도 다당류도 씹어서 소화되면 최종적으로 전부 포도당으로 분해되어 혈당 수치를 상승시킵니다.

그중에서도 밀가루 제품은 리스크가 높은 식품입니다.

여러분은 '뇌를 활성화시키자!'라고 광고하고 있는 포도당 함유 과자를 보신 적 있으신가요? 확실히 뇌는 포도당을 에너지원으로 삼습니다. 하지만 포도당이 과도하게 많은 상태가 지속되면 베타 아밀로이드가 축적되기 시작해 치매 리스크가 높아지게 됩니다.

**포인트!**

치매의 방아쇠가 되는 고혈당을 유발하는 것이 꼭 단것이라고는 단정할 수 없다.

# 염증 ④
# '뇌와 장'은 서로 영향을 주고받는다

　뇌에 좋지 못한 영향을 끼치는 염증은 우리 몸 어디에서나 발생하지요. 하지만 그중에서도 '장'은 특히나 주의를 기울일 필요가 있습니다. 장은 식사로 인해 문제가 생기기 쉬운 기관이며, 식사를 소홀히 해서 장에 문제가 발생하면 치매가 발생할 수도 있습니다.

　'장누수'라는 말을 들어보신 적 있으신가요? '새는 장 증후군(Leaky gut syndrome)'이라고도 불리는 장누수증후군은 장의 점막에 작은 구멍이 생기는 병입니다.

　원래 장 점막은 우리 몸에 필요한 영양을 체내에 공급하고 불필요한 것들을 없애도록 만들어져 있습니다. 그런데 평상시 식사로 인해 장내 환경이 무너지면 그곳에 작은 구멍이 생겨 유입되면 안 될 이물질이 혈액을 통해 체내로 침투하게 됩니다.

장을 통해 체내로 이물질이 들어오면 면역계가 반응해 염증을 일으킵니다. 그렇게 되면 전신에 만성 염증이 생길 뿐만 아니라, 뇌에도 유해물질이 유입되어, 베타 아밀로이드의 분비가 증가되고 축적이 가속화됩니다.

장 점막에 손상을 주고 장누수를 일으키는 대표적 물질은 바로 '글루텐'입니다. 글루텐은 밀가루 등에 함유된 단백질의 일종입니다. 글루텐 이외에도 유제품, 식품첨가물이 많이 함유된 가공식품, 과도한 알코올이나 카페인도 장누수를 일으킵니다.

장내 환경 유지에 꼭 필요한 것이 '장내 세균'입니다. 장내 세균에는 '유익균'과 '유해균', '기회균'으로, 크게 3가지 종류가 있습니다.

장내 환경을 좋게 하기 위해서는 평소에 유익균이 유해균보다 더 많도록 유지해야 합니다. 또한 여러 종류의 유익균을 갖는 것이 바람직합니다. 참고로 치매 환자의 경우, 장내 세균이 다양하지 못하고 유익균의 비율이 낮다는 사실이 이미 밝혀졌습니다.

---

**3가지 종류의 장내 세균**

**유익균**
소화 흡수를 돕고 면역 기능에 관련되어 있으며, 건강 유지나 노화 방지에 좋은 효과를 가져오는 균. 대표적으로 비피더스균과 유산균이 있다.

**유해균**
가스를 발생시키거나 발암물질을 만들거나 몸에 나쁜 영향을 미친다. 웰치균, 포도상구균, 악성 대장균 등이 있다.

**기회균**
건강할 때는 가만히 있지만, 몸이 약해지면 유해균과 같은 입장이 된다. 박테로이데스균이나 무독주 대장균, 연쇄상구균 등이 있다.

---

나이를 먹어감에 따라 유익균은 점점 줄어들기 때문에, 알츠하이머가 걱정되는 연령대가 되면 더욱더 외부에서 유익균을 들여오고 적극적으로 길러나가는 동시에 유해균을 퇴치할 필요가 있습니다.

다만, 유익균은 장에 정착하기 어렵습니다. 따라서 유익균을 만들어내는 된장이나 낫토 등의 발효식품을 자주 섭취하는 동시에 유익균의 먹이가 되는 것들도 섭취해야 합니다. 유익균의 먹이로는 버섯 등에 들어 있는 식이섬유, 양파와 우엉에 많이 함유된 올리고당을 추천합니다.

한편, 유해균의 비율이 증가하게 되는 원인으로는 음주, 스트레스, 편향된 식생활 등을 예로 들 수 있습니다. 인공감미료, 첨가물, 약(특히 항생제)에 의해서도 유해균의 비율이 증가하기도 합니다. 그러한 요인은 될 수 있는 대로 피하도록 합시다.

더불어, 이미 장에 만연해 있는 유해균을 반드시 줄일 필요가 있습니다. 유해균을 줄이기 위해서는 식이섬유를 섭취해야 합니다. 하루에 24g 이상의 식이섬유를 섭취하면 유해균을 줄일 수 있습니다. 식이섬유를 24g 섭취하기 위해서는, 예를 들어 브로콜리는 500g, 양배추는 1,300g 등, 상당한 양을 먹어야 합니다. 지금까지보다 더 의식해서 채소를 섭취하고 싶어지지 않나요?

또한 요구르트나 유산균 음료에 의지하는 것은 그다지 추천하지 않습니다. 유제품은 건강상 문제가 많고, 유산균 음료에는 '과당 포도당 액당'이라고 하는 뇌에 좋지 않은 재료를 사용하는 경우도 있기 때문입니다.

염증에 관한 이야기에서는 다소 벗어나지만, 뇌와 장의 관계에 대해 한 가지 더 말씀드릴 것이 있습니다. 뇌와 장은 '뇌장상관'이라고 불리는 깊은 관계를 맺고 있습니다. ==뇌와 장은 신경에 의해 직접 연결되어 있어 서로에게 영향을 미칩니다(현재는 '뇌·장·장내 세균상관'이라고 하는 개념으로 점차 바뀌고 있습니다).==

긴장이나 불안 등 스트레스로 인해 배가 아파지거나, 화장실에 뛰어간 경험을 해보신 분들이 많을 테지요. 그것은 뇌가 느낀 스트레스 신호가 장에 전달되기 때문입니다. '뇌의 스트레스가 장에 전달되고, 이로 인해 배가 아파진다. 배가 아프면, 그 신호가 뇌에 전달되어 다시 스트레스를 받는다. 그리고 괜히 배가 아파진다…', 정말 악순환이지요?

단기적인 현상에 그치면 괜찮지만, 이것이 반복되면 '과민성대장증후군'이라는 병으로 발전할 수도 있습니다.

또한, 행복 호르몬이라고 불리는 세로토닌의 약 90%, 의욕 호르몬인 도파민의 약 50%가 장에서 만들어지고 있습니다. 장 상태가 좋지 못하면 이들 호르몬이 생산되지 못해 행복한 감정이나 의욕을 얻지 못하게 됩니다. 우울증과 같은 정신 건강의 문제는 치매 리스크를 높입니다.

치매를 예방하고 싶다면 우리 모두 장을 소중히 합시다.

### 포인트!

**장내 세균을 의식한 식생활은 장 건강뿐만 아니라 치매 대책에도 효과가 있다.**

## 염증 ⑤
## '호모시스테인'의 농도가 높으면 위험하다

미국에서 치매에 걸리지 않은 평균 연령 76세의 남녀 1,092명을 대상으로, 8년간에 걸친 추적 조사가 이루어졌습니다. 의학 잡지 〈The New England Journal of Medicine〉에 따르면, 혈중 '호모시스테인(homocysteine)'이라고 하는 물질 농도가 높은 사람은 치매 발병 리스크가 상승한다는 것이 밝혀졌습니다.

호모시스테인이란, '메티오닌(methionine)'이라고 하는 필수 아미노산이 몸 안에서 대사되는(다른 형태로 바뀌는) 과정에서 생성됩니다. 메티오닌은 우울증 완화, 알레르기 억제, 간 기능 향상, 노화 방지 효과 등이 있는 성분입니다.

치매 리스크를 억제하기 위해서는 될 수 있으면 호모시스테인을 줄이고, 메티오닌을 늘리는 식생활이 바람직합니다. 그러한 식생활의 열쇠를 쥐고 있는 것이 바로 비타민 B군입니다. 비타민 $B_6$, 비타민 $B_{12}$, 엽산(비타민 $B_9$)는 '재메틸화'라는 현상을 촉진시키는 비타민입니다. 재메틸화란, 호모시스테인을 메티오닌으로 전환시키는 작용을 말합니다. 또한 비타민 $B_6$에는 호모시스테인의 대사를 돕는 작용도 있습니다.

비타민 $B_6$는 가다랑어, 연어, 고구마, 현미 등에, 비타민 B12는 계란, 조개류, 엽산은 녹색 채소 등에 많이 함유되어 있습니다. 하지만 이러한 비타민이 부족하면 호모시스테인이 증가하게 됩니다.

**포인트!**

**치매 리스크를 높이는 '호모시스테인'을 늘리지 않기 위해서 비타민 B군을 잘 섭취해야 한다.**

## 독소 ①
## 일상 속에 숨어 있는 뇌를 공격하는 3가지 독소

과거 일본에서는 '미나마타병'이라고 하는 큰 공해 사건이 있었습니다. 구마모토현의 미나마타 만에서 잡힌 어패류를 섭취한 사람들에게 중독성 중추신경계 질환이 집단으로 발생한 것입니다. 처음에는 원인 불명의 괴질이라고 두려워했지만, 이윽고 공장 폐수에 들어 있던 메틸수은화합물에 의한 증상이라는 것이 밝혀졌습니다.

미나마타 병의 경우, 소뇌가 손상되어 운동을 할 수 없게 되는 소뇌성 운동실조라는 증상이 나타났는데, 이렇듯 메틸수은은 신경장애를 유발시켜 뇌 기능에 이상을 일으킵니다. 그리고 수은은 치매를 일으키는 원인이라고도 여겨집니다.

실제로 치매 환자의 뇌 속에는 그렇지 않은 사람들의 뇌에

==비해 높은 수준의 수은이 검출됩니다.==

 이 정도로 극적인 경우가 아니더라도 우리는 끊임없이 뇌를 공격하는 유해물질이라는 독소에 노출되어 있습니다. 우리 현대인들은 다양한 독소에 둘러싸여 살아가고 있으며, '독소 제로(zero)' 환경에서 산다는 것은 불가능합니다.

> **뇌를 위협하는 3가지 유형의 독소**
> ◇ 대기나 물에 들어 있는 것
> ◇ 세균이나 바이러스 등 생물을 매개로 하는 것
> ◇ 농약이나 첨가물 등의 화학물질

 먼저 대기나 물에 들어 있는 독소에 관해 설명하겠습니다. 대기오염은 개인의 힘으로는 막을 수 없습니다. 수돗물에도 미량이지만 유해물질이 포함되어 있습니다. 분자신경 과학지 〈Molecular Neurobiology〉에서는 수도관에서 녹아 나오는 납이 뇌에 미치는 영향에 대해 지적하고 있으며, '리코드법'에서도 수돗물에는 주의할 필요가 있다고 조언합니다.

**녹아 나온 납의 양은 소량에 불과하더라도 이것이 장기간에 걸쳐 축적되는 경우 뇌에 미치는 영향은 아직 자세히 밝혀지지 않은 상태입니다. 따라서 저는 정수기를 사용하는 것이 바람직하다고 생각합니다.**

또한 본인이 아무리 신경 쓰더라도 간접흡연으로 인해 들여마시게 되는 담배 연기나 다른 사람들이 몸에 바르거나 뿌린 화장품이나 향수의 향으로부터도 완전히 벗어날 수는 없습니다. 불쾌한 향이 뇌에 미치는 스트레스에 대해서는, 도호대학(東邦大学) 의학부가 흥미로운 연구를 발표했습니다. 스트레스가 있다면 치매 리스크도 우려된다고 봐도 무방할 것입니다.

다음으로 세균과 바이러스 등 생물을 매개로 하는 독소입니다. 예를 들어, 세균에 감염된 것을 먹으면 구토나 설사와 같은 염증이 발생합니다. 이때 우리 몸의 면역계는 염증과 싸우는 동시에 세균과 바이러스라고 하는 독소를 제거하려고 싸웁니다. 당연히 베타 아밀로이드도 대량 생산되어 뇌에 쌓이게 되는 것이지요.

==최근 신경면역학 과학지인 〈Brain, Behavior, and Immunity〉에서 '치주병균으로 인해 베타 아밀로이드가 증가하고 치매 리스크로 이어진다'라고 하는 내용이 보고되었습니다.==

마지막으로, 농약이나 첨가물 등 화학물질 독소에 대해서도 다뤄보도록 하겠습니다. 평소에 농약이 가득한 식품을 자주 섭취하면 베타 아밀로이드가 생성, 축적됩니다. 농약은 국가에서 사용할 수 있는 종류와 양을 엄격하게 관리하고 있기 때문에 그렇게까지 위험하지 않다고 생각하는 사람도 많을 것입니다.

하지만 그로 인한 유해함을 무시할 수 없다고 하는 연구 결과도 있습니다. 〈Toxics〉라고 하는 저널에 게재된 한 논문에 따르면, 농약 사용이 많은 지역에 사는 사람은 치매 리스크가 증가한다고 기술하고 있습니다.

농약 중 상당수는 지용성으로 축적되려는 성질이 있습니다. 또한 우리 몸에 쌓인 유해물질이 뇌로 흘러 들어갈 가능성도 있기 때문에, 가능한 한 조심하는 편이 좋을 듯합니다. 첨가물도 마찬가지입니다. 나라에서 규제, 관리하고 있다고 안심하지 말고 가급적 피하는 편이 좋습니다.

현대 사회를 살아가면서, 독소에 의한 알츠하이머 리스크를 줄이기 위해 우리가 해야 할 일은 무엇일까요? 우선, 제로까지는 무리더라도 될 수 있는 한 독을 받아들이지 않도록 해야 한다는 것입니다.

무엇보다 피하기 쉬운 것은 음식에서 나오는 독소입니다. 평상시 식재료를 고르는 지혜를 갖고 있다면 더욱 유용할 테지요. ==채소 등 농작물은 최대한 신뢰할 수 있는 농가의 유기농 채소나 무농약 채소를 고르는 것이 좋습니다. 그것이 어렵다면 잘 세척하고, 데친 다음 그 물을 따라버리는 등 조금만 신경 쓰면 잔류농약을 줄일 수 있습니다.== 또한 어떤 식재료에 잔류농약이 많은지를 알아두는 것도 중요합니다.

패스트 푸드나 편의점, 슈퍼마켓의 도시락과 반찬, 스낵 과자 등의 대부분은 첨가물투성이입니다. 소시지나 햄, 어묵, 맛살 등의 가공식품도 가능한 한 피해주시기 바랍니다.

또한 생선에 주의하면 수은을 피할 수 있습니다. 상어, 청새치, 참치와 같은 대형 어류, 금눈돔이나 홍살치 등 심해어는 수은이 축적되기 쉽다고 알려져 있으며, 후생노동성도 대형 어류, 심해어의 과다 섭취에 대해 주의를 환기시키고 있습니다.

수은은 인지 기능에 영향을 미칠 가능성이 있고, 또한 수은을 장기간 축적하면 어떠한 리스크가 발생할지는 아직 자세하게 알려지지 않은 상황입니다. 그렇다면 치매 예방이라는 관점에서 가능하면 피하는 편이 좋겠지요.

참치는 정말 '가끔' 섭취하고, 꽁치, 연어, 고등어, 정어리, 청어, 전갱이 등 되도록 작은 생선을 선택하는 것이 좋습니다.

**포인트!**

**뇌에 좋지 않은 독소는 여러 가지가 있는데, 이 중 가장 피하기 쉬운 것은 음식 유래 독소다.**

## 독소 ②
## 해독 능력은 식사에 따라 높아질 수 있다

독소에 의한 알츠하이머 치매를 예방하기 위해서는 또 한 가지, '몸 안에 들어온 독을 가능한 한 배출하는 것'이 중요합니다.

원래 우리의 몸에는 훌륭한 해독 기능이 갖춰져 있습니다. 그 기능을 주로 하는 장기가 바로 간과 신장입니다.
간과 신장이 피로하지 않게, 언제까지나 건강하게 기능할 수 있는 상태를 유지하는 것은 해독으로도 이어지고, 더 나아가 치매 예방에도 도움이 됩니다.

그런데 이 두 장기 모두 '침묵의 장기'라고 불리며, 다소 손상을 입어도 자각 증상이 거의 나타나지 않습니다. 이로 인해 미처 알아차리지 못하는 사이에 간과 신장 기능을 손상시키는 사람이 많습니다.

 간이 주로 하는 역할은 암모니아와 알코올 해독입니다. 암모니아는 우리 몸 안에서 단백질이 분해될 때 발생하는 성분입니다. 따라서 대량의 단백질을 섭취해서 암모니아를 대량 생산하거나 알코올을 과다하게 섭취하면 간은 피로해집니다.

 한편 신장은 소변을 통해 노폐물을 배설하는 기관입니다. 몸에 필요한 것은 회수하는 한편, 요소(尿素) 등 불필요한 물질은 몸 밖으로 배출시켜줍니다. 이러한 신장도 단백질을 너무 많이 섭취하면 과도한 노동을 하게 되어 피로해집니다.

 여기서 섭취했으면 하는 것이 간과 신장을 돕는 영양소입니다. ==‘시스테인’이라고 하는 아미노산은 글루타치온이라고 하는 성분을 만들어내는데, 이 글루타치온은 독소를 감싸서 배출시키는 데 사용됩니다. 시스테인은 브로콜리, 소송채(小松菜), 물냉이, 양배추 등 유채과 채소에 많이 함유되어 있습니다.==

 글루타치온의 효능을 돕는 성분인 이소티오시아네이트, 이미 사용된 글루타치온의 해독 기능을 재생시키는 셀레늄이나 비타민 $B_2$도 함께 섭취할 수 있으면 간을 더 보호할 수 있습니다. 이들 영양소가 들어 있는 식재료는 66페이지의 목록과 같습니다.

한편 신장을 도와 독소를 강제적으로 배출시키는 영양소로는 황화알릴, 피트산, 케르세틴, 알파 리포산, 구연산 등이 있습니다.

**포인트!**

**간과 신장을 보호하고, 치매를 예방하는 데 효과적인 식재료와 영양소는 다양하다.**

## 간과 신장을 건강하게 만들어 해독력을 회복시키는 영양소

| 영양소 | 해당 영양소가 다량 함유된 주요 식재료 |
| --- | --- |
| 시스테인(Cysteine) | 브로콜리, 소공채, 물냉이, 양배추 |
| 이소티오시아네이트(Isothiocyanate) | 고추냉이, 양파, 쑥갓, 래디시 |
| 셀레늄(Selenium) | 가다랑어포, 버섯, 닭고기, 낫토, 소바(메밀) |
| 비타민 $B_2$ | 장어, 브로콜리, 낫토, 계란 |
| 황화알릴(黃化allyl) | 마늘, 양파, 대파 |
| 피트산(Phytic acid) | 현미, 커피, 녹차 |
| 케르세틴(Quercetin) | 양파, 브로콜리, 양상추, 감귤류 |
| 알파 리포산(α-lipoic acid) | 시금치, 브로콜리 |
| 구연산(Citric acid) | 레몬, 매실장아찌, 감귤류 |

간과 신장은 '침묵의 장기'다. 단백질이나 알코올을 너무 많이 섭취하면 스스로는 깨닫지 못해도 간과 신장이 피로해질 경우가 있기에, 장기를 보호하는 식재료를 의식적으로 섭취해야 한다. 간과 신장이 건강 상태이며, 정상적으로 해독 능력이 작용하면 독소로부터 뇌를 보호할 수 있다. ※ 저자 조사

**영양 부족 ①**
# 뇌가 필요로 하는
# 3가지 유형의 영양소

'영양'이라는 말에는 폭넓은 의미가 있습니다. 예를 들어, 아이들의 뼈나 근육 생성에 필요한 영양과 운동선수가 시합 전에 섭취해야 할 영양은 전혀 다릅니다. 마찬가지로, 뇌가 기능하기 위해 빼놓을 수 없는 영양도 있습니다.

> **뇌에 반드시 필요한 3가지 영양**
> ◇ 뇌가 정상적으로 기능하는 데 필요한 영양
> ◇ 뇌와 몸 전체를 건강하게 유지하는 데 필요한 영양
> ◇ 뇌를 성장시키는 데 필요한 영양

먼저 뇌가 정상적으로 기능하는 데 필요한 영양이란 무엇을 말할까요? 뇌의 기능은 하나하나의 신경세포가 담당하고 있

습니다. 이 신경세포에 영양이 골고루 공급되지 않으면 세포는 손상을 입어 죽어 없어지게 되고, 인지 기능에 지장을 초래합니다.

따라서 신경세포가 일하는 데 필요한 영양이 우선 필수적입니다. 또한 신경세포끼리 서로 잘 작용하기 위한 영양도 빼놓을 수 없습니다.

두 번째는 뇌와 몸의 건강을 유지하기 위한 영양입니다. 치매는 뇌의 질환이라고도 할 수 있지만, 그렇다고 해서 뇌만 생각해서는 안 됩니다. 전신의 상태가 좋아야지만 뇌의 기능도 활발해집니다. 식사가 우리 몸을 만들고 뇌를 만든다는 것이지요.

마지막으로는 뇌를 성장시키기 위한 영양도 필요합니다. 영양소 중에는 신경세포의 성장을 돕거나 강하게 만드는 것들이 있습니다.

이들 중 어느 한 가지만 섭취해서는 뇌 건강을 지킬 수 없으므로, 모든 영양을 균형 있게 섭취하는 것이 중요합니다.

또한 뇌는 약 60%의 지방과 약 40%의 단백질로 이루어져 있어 양질의 지방과 단백질을 섭취하는 것도 매우 중요합니다.

지금까지 혈당 수치를 상승시키는 것, 장에 손상을 입히는 것, 농약이나 첨가물이 들어 있어 걱정되는 것, 수은이 들어 있는 것 등 피하는 편이 좋은 음식에 대해 많이 다루었습니다. 하지만 뇌를 보호하기 위해서는 불안한 식재료를 아는 것만으로는 충분하지 못합니다. Chapter 3에서는 적극적으로 섭취해야 할 식재료에 대해서 자세히 다루고자 합니다.

**포인트!**

**뇌는 지방과 단백질로 이루어져 있으며, 양질의 지방과 단백질은 뇌를 기쁘게 만든다.**

**영양 부족 ②**

# 비타민과 미네랄도 뇌에 필수다

치매를 예방, 개선하기 위해서는 뇌의 에너지와 뇌세포의 재료가 되는 영양뿐만 아니라 '뇌세포끼리 반응을 좋게 하는' 영양도 필요합니다. 비타민과 미네랄이 여기에 해당합니다.

비타민이란 생물의 생존, 생육에 필요한 유기화합물의 총칭으로, 13가지 종류가 있습니다. 비타민 A, $B_1$, $B_2$, 나이아신($B_3$), 판토텐산($B_5$), $B_6$, 비오틴($B_7$), 엽산($B_9$), $B_{12}$, C, D, E, K, 이 모든 것들이 뇌에 중요합니다.

예를 들어, 비타민 D와 비타민 B군(특히 엽산)에는 뇌의 시냅스의 기능을 강화하는 효과가 있습니다. 시냅스에서는 신경전달물질을 통해 정보를 주고받고 있는데, 이들 영양이 부족하면 시냅스의 기능이 저하되고, 알츠하이머 리스크가 상승될 가능성이 있습니다.

실제로 치매 환자의 혈액을 조사해보면 종종 비타민 D, 비타민 $B_{12}$, 비타민 $B_6$의 감소가 나타납니다.

또한 비타민 B군 중에서도 나이아신(비타민 $B_3$), 비타민 $B_6$, 엽산(비타민 $B_9$)는 세로토닌, 도파민, 가바(GABA), 아드레날린, 노르아드레날린 등의 신경전달물질의 합성을 촉진합니다. 이들 비타민 B군이 부족하면, 신경전달물질이 합성되기 어려워져 뇌에 이상을 일으키기도 합니다.

최근에는 비타민 B1이 기억 형성에 중요한 역할을 담당하고 있다는 사실이 드러났습니다. 비타민 $B_1$이 부족하면 신경이 손상을 입어 '베르니케 뇌병증(Wernicke's encephalopathy)' 이 발생하는 경우도 있습니다.

한편 미네랄은 우리 몸을 구성하는 산소, 탄소, 수소, 질소 이외의 필수 요소로 무기질이라고도 합니다. 사람의 몸에 필요한 미네랄은 칼슘, 인, 칼륨, 유황, 염소, 나트륨, 마그네슘,

철, 아연, 구리, 망간, 크롬, 요오드, 셀레늄, 몰리브덴, 코발트 총 16가지 종류입니다.

뇌의 신경세포 정보전달에는 이들 미네랄이 밀접하게 관련되어 있으며, 인지 기능과도 깊은 관계가 있습니다. 16가지 종류의 미네랄은 모두 다 중요하지만, 너무 과해도 부작용이 발생합니다. 예를 들어, 나트륨을 과다 섭취하면 고혈압이 생긴다는 사실은 이미 잘 알려져 있습니다. 미네랄은 적당한 균형을 맞추는 것이 어렵습니다.

참고로 치매 환자의 경우, 미네랄 균형 측면에서 '구리는 과하고 아연은 부족하다', '뇌 안에 철이 과도하게 축적되어 있다', '셀레늄이 부족하다'과 같은 3가지 경향이 두드러진다는 보고가 있습니다.

자신의 미네랄 균형이 어떠한지 알기 위해서는 모발 검사 등 전문적인 검사가 필요합니다. 하지만 이 책에서 소개하는 식사법에 대한 규칙을 알게 되면 점점 이상적인 상태로 조화를 이루게 될 것입니다.

**포인트!**

치매 환자에게는 특정 비타민이나 미네랄이 부족하거나 과도하게 축적되는 경향이 있다.

## 자신이 올바른 식사법을 결정하고, 치매를 예방한다

저는 치매를 '염증', '독소', '영양 부족'이라고 하는 3가지 원인에 의한 것으로 보고 있습니다. 이들 원인은 따로 분리해서 다룰 수 있는 것이 아니라 유기적으로 연결되어 있습니다. 예를 들어 독소에 의해 염증이 발생하거나, 염증을 영양소가 억제시켜주거나 하지요.

**음식을 고르거나 먹는 방법은 그리 간단한 일이 아닙니다. '○○을 많이 먹으면 된다'라고 단순하게 생각해서는 안 됩니다.**
예를 들어, 단백질 과다 섭취는 간이나 신장에 부담을 주지만 그렇다고 해서 또 전혀 먹지 않아서도 안 됩니다. 단백질뿐만 아니라 지방이나 비타민, 미네랄도 너무 많이 섭취하면 반대로 몸에 부담을 주기도 합니다. 무엇이든 적당량을 아는 것이 중요합니다.

치매를 예방하는 식사법을 실천하기 위해서는 남에게 맡기거나 세상 풍조에 휩쓸리지 않고 지금까지 소개한 치매를 불러일으키는 메커니즘을 이해한 후 '스스로 판단하는 힘'이 필요합니다. 어렵게 들릴지도 모르지만, 관점을 바꿔 생각해보면 이것만큼이나 재미있는 작업도 없습니다. 여러분도 이 책을 활용해서 치매를 예방하는 식사법의 전문가가 됩시다!

**포인트!**

자신이 올바른 식사법을 하고 있는지, 아닌지를 판단하는 것은 어려울 것 같지만, 재미있는 작업이다!

Chapter
# 2

# 될 수 있으면
# 피했으면 하는
# 식재료와 그 대책

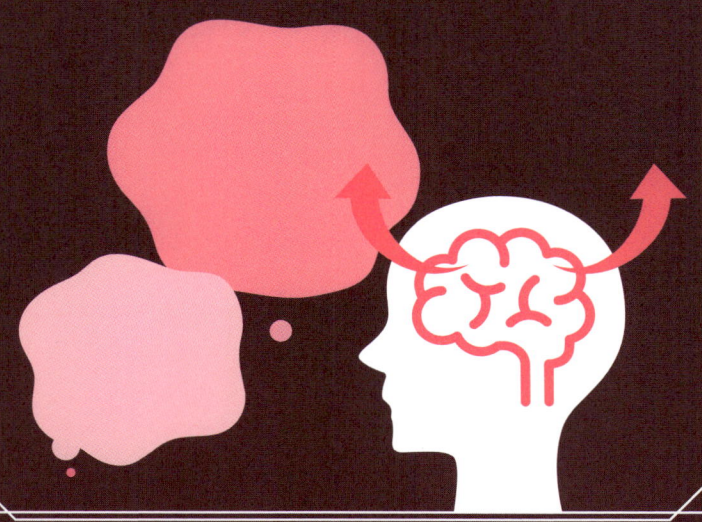

## NG 식재료 ①
## 밀가루 제품
**맛은 있지만 뇌에 좋지 못하다는 불안감도…**

치매를 예방하기 위해 멀리했으면 하는 식품 중 1등이 바로 '밀가루 제품'입니다. 밀가루라고 하며 가장 먼저 빵을 떠올리는 분들이 많을 테지요. 하지만 많은 사람들이 좋아하는 면 종류 등의 각종 '가루 제품'도 모두 밀가루 제품입니다.

그 밖에도 과자류의 대다수가 밀가루를 사용해 만들어졌고, 가공육, 아이스크림, 레토르트 식품, 조미료 등에도 증점제(增粘劑)나 유화제와 같은 첨가물로 밀가루가 배합되어 들어갑니다.

밀가루 제품이 뇌에 좋지 않은 주된 이유로는 다음과 같은 4가지를 예로 들 수 있습니다. 이미 Chapter 1에서 다룬 것들도 있지만 복습하는 의미에서 다시 한번 자세히 살펴보도록 합시다.

> **밀가루 제품이 뇌에 좋지 않은 이유**
> ◇ 장누수를 유발한다.
> ◇ 혈당 수치를 상승시킨다.
> ◇ 농약이나 첨가물의 위험성이 있다.
> ◇ 중독성이 있다.

장누수는 장에 작은 구멍이 생기는 현상입니다. 이 장에 생긴 구멍으로부터 소화되지 않은 음식물이나 장내 세균, 병원체나 독소 등 본래 체내에 들어갈 일이 없는 것들이 빠져나와 체내로 들어가게 되면 면역계는 그 이물질들을 공격하게 됩니다. 그리고 염증이 발생하지요.

전신에 발생한 염증이 치매로도 이어진다는 것은 이미 앞서 설명했습니다. 밀가루에는 '글루텐'이라고 하는 단백질 성분이 함유되어 있습니다. 글루텐은 우리 몸 안에서 소화되기 어렵기 때문에 이물질로 쌓이게 되고 장내 환경을 악화시킵니다. 또한 글루텐을 섭취하면 장의 점막 세포의 결합을 느슨하게 하는 물질이 과도하게 분비됩니다. 그렇게 장 점막이 거칠어지는 것도 장누수의 원인 중 한 가지입니다.

==정도의 차이는 있지만, 일본인의 약 70% 이상에서 장누수의 조짐이 보인다고 일컬어지고 있습니다.== 저는 여기에 대한 원인이 밀가루 제품을 많이 섭취하는 경향에 있지 않나 생각합니다.

다음으로 혈당 수치에 대해서입니다. 혈당 수치 상승이 치매의 중대한 리스크가 된다는 것도 Chapter 1에서 이미 설명했습니다.

탄수화물은 그 종류를 불문하고 모두 혈당 수치를 상승시킵니다. 그중에서도 특히 설탕이 듬뿍 들어간 과자나 빵, 도넛, 하얀 식빵 등 밀가루 제품은 혈당을 더 쉽게 상승시킨다는 것이 밝혀졌습니다.

밀가루 제품에 대한 농약, 첨가물 위험성에 관해서도 간과할 수 없습니다. 일본의 밀가루 자급률은 약 15%로, 나머지는 전부 수입에 의존하고 있습니다. 수입처는 미국, 캐나다,

호주, 프랑스 등이지만, 미국산과 캐나다산 밀가루 거의 대부분에서 글리포세이트(Glyphosate)라는 농약(제초제)이 검출되었습니다.

글리포세이트는 정상적인 장내 세균을 죽이고 장내 환경을 악화시키거나 뇌에 산화 피해를 입힌다는 사실이 드러났습니다. 또한 살충제인 '네오니코티노이드(Neonicotinoid) 계열 농약'도 수입 밀가루의 상당수에서 검출되었는데, 이것은 신경장애를 일으키거나 뇌 기능을 저하시킵니다.

또한 수입 밀가루에는 '포스트 하비스트(Post harvest)'라고 하는, 수입하는 국가에 도착하기 전까지 곰팡이가 생기지 않도록 수확 후에도 농약을 살포하고 있습니다. 두렵게도, 이러한 **포스트 하비스트 농약은 씻거나 구워도 사라지지 않습니다.**

일본에서는 '농약이 검출되더라도 기준치 이하이기 때문에 안전하다'라고 설명하고 있습니다. 하지만 조금이라도 이상한 것은 몸 안으로 받아들이지 않는 것이 올바른 선택입니다.

국산 밀가루라고 해도 주의가 필요합니다. 왜냐하면 '국산 밀가루(우리밀)'라는 표기는 50%가 국산이기만 하면 되기 때문입니다.

마지막으로 밀가루 제품의 중독성에 대해서입니다. '중독'이라고 하면 술이나 담배를 떠올리시는 분들이 많을 것입니다. 하지만 글루텐 의존성도 절대 간과할 수 없습니다. 빵이나 면 등 밀가루 제품을 먹으면 행복감이 증가하고 더 먹고 싶어진다는 사람들이 많습니다. 먹는 본인은 '맛있으면 됐지'라고 가볍게 생각하지만, 실제로는 글루텐이 초래하는 의존성 중독에 빠져 있는 상태입니다.

글루텐이 분해될 때 '글리아돌핀(Gliadorphin)'이라고 하는 물질이 만들어집니다. 이것은 작은 단백질의 파편이지만 쉽게 뇌의 보호막을 뚫고 침투합니다. 그리고 뇌 속에서 모르핀과 같은 중독 증상을 보이지요. ==또한 글리아돌핀이 뇌에 들어가면 정신적인 불안정함과 신경장애가 발생한다고도 합니다.== 글리아돌핀은 뇌뿐만 아니라 온몸에 작용합니다. 그 결과, 변비나 배뇨 트러블, 졸음, 메스꺼움 등 소화기 증상이 나타나는 경우도 있습니다.

 밀가루 제품은 치매의 주된 적입니다. 그렇다고 해도 치매를 멀리하기 위해서는 과도한 스트레스도 NG입니다. 따라서 면 종류나 빵 중독인 사람이 갑자기 밀가루를 끊는 것은 어렵습니다. 조금씩 줄여나가도록 합시다.

**포인트!**

**밀가루 제품에는 중독성이 있으며, 한 번에 완전히 끊는 것은 스트레스를 유발한다. 조금씩 줄여나가는 자세가 중요하다.**

## NG 식재료 ②
# 트랜스지방산
**'뇌에 안 좋은 기름'의 대표적 물질**

뇌는 수분을 제외하면, 60%가 지방, 40%가 단백질로 이루어져 있습니다. 뇌를 보호하기 위해 지방을 잘 섭취하는 것이 매우 중요합니다.

하지만 거기에는 '좋은 기름'이라고 하는 조건이 붙습니다. 기름은 종류에 따라 정말 천차만별이며, 좋은 기름과 나쁜 기름에는 큰 차이가 있습니다.

대표적인 나쁜 기름으로는 마가린, 쇼트닝 등에 많이 들어 있는 '트랜스지방산'입니다. 트랜스지방산의 위험성은 널리 알려져 있습니다. 이제는 꽤 많은 사람들이 '심장질환의 리스크를 높인다' 정도의 인식은 갖고 있는 듯합니다.

트랜스지방산은 몸에 쌓이기 쉬우며 혈액을 끈적끈적하게 만들어 동맥경화를 유발합니다. 동맥경화가 진행되면 심장질환의 리스크가 높아집니다. 하지만 그뿐만이 아니라 트랜스지방산은 뇌에도 심각한 손상을 입힙니다. 예를 들어 다음과 같은 문제점을 들 수 있습니다.

**트랜스지방산이 뇌에 미치는 해로움**
◇ 장에 손상을 입혀 장누수를 유발한다.
◇ 장누수는 전신에 염증을 촉진시키고, 염증은 치매의 원인이 된다.
◇ 치매 발병으로 이어지는 악성 콜레스테롤을 증가시키고, 반대로 치매 리스크를 저하시키는 양성 콜레스테롤을 감소시킨다.
◇ 트랜스지방산이 뇌신경의 구성 재료로 사용되면 신경 전달 세포가 변형을 일으켜 본래의 기능을 하지 못하게 된다.
◇ 뇌의 보호막 기능을 저하시키고 베타 아밀로이드가 쌓이기 쉬워진다.

2019년 미국 신경학회지에서는 트랜스지방산의 혈중농도가 높은 사람은 낮은 사람에 비해 치매 발병 리스크가 높아질 가능성이 있다고 발표했습니다.

트랜스지방산에 대한 규제를 마련하고 있는 나라도 있습

니다. 미국에서는 2015년에 미국 식품의약국(FDA)이 트랜스지방산이 심장질환과 밀접한 관련이 있다고 인정했습니다. 2018년 6월부터 식품에 트랜스지방산을 첨가하는 것은 원칙적으로 금지되어 있습니다.

또한 덴마크는 미국보다 더 먼저 식품에 대한 트랜스지방산 첨가를 금지했습니다. 그 결과 규제 전보다 심장발작 건수가 줄었다고 보고되었습니다.

일본의 경우, 이전에는 '마가린은 식물성이기 때문에 동물성인 버터보다 건강에 좋다'라는 생각이 일반적이었지만, 오늘날에는 많은 사람들이 그것이 잘못된 사실이라는 것을 깨닫고 있습니다.

하지만 일본에서는 트랜스지방산에 관한 규제가 없습니다. 그 이유는 '일본인은 서양인에 비해 트랜스지방산 섭취량이 적고, 인체에 영향이 없는 수준이기 때문에'라고 합니다. 일본의 소비자청은 식품업자 등에게 트랜스지방산에 관한 정보를 자발적으로 공개하도록 압박하고 있습니다. 일단 몸에 좋지 않다는 인식은 있다는 것이겠지요.

하지만 해당 청의 보고서에 따르면, 트랜스지방산이 함유된 상품이 있다고 하는 식품제조업자 중 저감에 힘쓰고 있는 업자는 겨우 33.9%에 불과했습니다. 이 중 정보 공개를 시행하고 있는 업자는 불과 14.3%에 그쳤습니다.

또한 트랜스지방산에는 인공적인 것과 천연적인 것이 있습니다. 천연 트랜스지방산은 우유나 요구르트 등의 유제품이나 소고기, 양고기 등에 포함되어 있는데, 이것들은 건강에 대한 영향은 적다고 생각됩니다. 문제가 되는 것은 인공 트랜스지방산입니다.

인공적인 트랜스지방산은 주로 기름을 고온에서 가열했을 때나 혹은 식물을 기름을 굳히기 위해 수소를 첨가했을 때 발생합니다.

저가의 식용유(샐러드유) 등 효율적으로 대량 생산된 기름은 그 생산 과정에서 고온으로 가열되는 경우가 있습니다. 또한 원래는 액체여야 하는 식물성 기름을 고체 상태로 만든 마가린이나 쇼트닝도 트랜스지방산투성이입니다.

제가 권하고 싶은 기름은 대량 생산 제품이 아닌, 어느 정도 가격이 있는 올리브유, 코코넛오일, 저온 압착법으로 압착한 국산 현미유, 해바라기씨유, 아보카도오일입니다.

> **포인트!**
>
> 생산 과정에서 고온으로 가열한 값싼 기름이나 고체형 식물성 기름은 위험하다. 어느 정도 가격이 나가는 올리브유로 바꾸는 것을 추천한다.

# 트랜스지방산이 많이 들어 있는, 주의해야 할 식재료 TOP 10

| | |
|---|---|
| 1 | 마가린 |
| 2 | 식용유(샐러드유) |
| 3 | 쇼트닝 |
| 4 | 휘핑크림 |
| 5 | 커피 크리머 |
| 6 | 케이크 믹스 |
| 7 | 인스턴트 식품 |
| 8 | 냉동식품 |
| 9 | 감자칩, 고로케 등 튀긴 음식 전반 |
| 10 | 화과자 |

트랜스지방산이 많이 함유된 식재료 중에서도 특히 주의했으면 하는 것을 차례대로 정리했다. 이것들 모두 조금만 노력하면 다른 식재료로 대체할 수 있다. 뇌의 60%는 지방으로 이루어져 있으며, 어떠한 지방을 섭취할지는 뇌의 건강에 직결된다.

※ 참고문헌 : 내각부 식품안전위원회 '팩트 시트'(트랜스지방산) 2010. 12. 16.

**NG 식재료 ③**

# 우유

**치매를 예방하기 위해서 매일 마시는 것은 피하자**

'건강을 위해 매일 우유를 마시고 있다'고 하는 사람들이 많습니다. 확실히 우유는 아이들의 성장에 필요한 영양분이 풍부하게 들어 있습니다.

하지만 치매 예방이라는 관점에서 봤을 때, 우유는 매일 마시는 것은 피하는 편이 좋습니다. 우유의 지방 성분을 응축한 버터나 생크림, 단백질을 응축한 치즈, 단백질을 발효시킨 요구르트 등과 같은 유제품 종류도 마찬가지로 피하는 것이 좋은 식재료입니다.

영양학에 관한 과학지 〈Nutrients〉에서는 ==중년기에 우유 섭취량이 많으면 인지 기능 저하로 이어진다는 보고도 있습니다.==

우유에는 크게 4가지 문제가 숨어 있습니다.

> **우유가 뇌에 좋지 않은 이유**
> ◇ 우유에 들어 있는 단백질이 좋지 않다.
> ◇ 우유에 들어 있는 당질이 좋지 않다.
> ◇ 우유에 들어 있는 지방 성분이 좋지 않다.
> ◇ 소의 사료가 좋지 않다.

우유에는 단백질이 풍부하게 들어 있는데, 그중 80%를 차지하는 것이 '카제인(casein)'이라고 하는 성분입니다.

카제인은 유제품 알레르기의 주된 원인물질입니다. 알레르기 반응은 염증 반응의 한 가지이기 때문에 뇌의 베타 아밀로이드 축적을 촉진시킵니다. 또한 카제인은 많이 섭취하면 소화불량을 일으킵니다. 소화불량으로 장에 염증이 발생하면 장누수로 이어지고요.

게다가 영양과학분야의 의학지 〈Nutrition Journal〉에 의하면, 카제인이 불완전하게 분해될 때 발생하는 '카소모르핀(casomorphin)'이라고 하는 물질이 장에서 혈액 속으로 흘러들어가 뇌의 보호막을 뚫게 되면, 신경장애를 유발시키거나 인지 처리 속도를 늦춘다는 보고도 있습니다.

또한 카소모르핀에는 밀가루와 마찬가지로 중독성이 있습니다. 카페라떼 등 유제품을 끊을 수 없다고 하는 사람은 이미 중독되었을 가능성이 있습니다.

다음으로 우유의 당질에 관해 살펴보도록 합시다.

우유에는 '유당'이라고 하는 당질이 5% 정도 들어 있습니다. 유당을 분해하기 위해서는 '락타아제(lactase)'라고 하는 소화효소가 필요한데, 한국인이나 일본인 성인 중 약 80%는 이 락타아제가 적거나 기능이 약합니다. 즉, 대부분의 일반인들은 유당을 잘 소화시킬 수 없다는 뜻이지요.

우유를 마시면 배가 부글부글 끓거나, 복부 팽만감이 들거나, 설사를 하는 것은 유당을 소화시키지 못하기 때문입니다. 이러한 소화불량은 장에 부담을 주고 장누수로도 이어집니다.

다음으로, 우유의 지방에 대해 다뤄보도록 하겠습니다.

우유에는 동물성 지방이 들어 있습니다. 그 함유량은 불과 3.8% 정도에 불과하지만, 우리가 우유에서만 동물성 지방을 섭취하는 것은 아니지요.

동물성 지방을 너무 많이 섭취하면 악성 콜레스테롤 수치를 상승시키거나, 동맥경화의 원인이 되며, 그것들은 치매 리스크로도 이어집니다. ==일본과 비교해서 우유 섭취량이 많은 서구권 국가에서는 악성 콜레스테롤 증가나 동맥경화를 예방한다는 관점에서 저지방 우유를 권장하는 나라도 있습니다.==

마지막으로 절대 간과해서는 안 된다고 생각하는 중대한 문제로, 소의 사료에 관해 이야기하도록 하겠습니다.

일본의 일반적인 낙농업에서는 사일리지(silage, 옥수수나 목초 등을 발효한 것)나 농후사료라고 불리는 영양 균형을 생각한 사료가 소의 먹이로 사용되고 있습니다. 이와 같은 사료는 소젖을 많이 생산해낼 수 있게 해주는 데 반해 젖의 질을 떨어트릴 가능성이 있습니다.

예를 들어, 사일리지나 농후 비료에 들어 있는 먹이는 어디서 수입되었을까요? 여기에는 농약이나 유전자 조작이라는 문제가 따라다닙니다. 농약과 치매의 상관관계는 이미 앞에서 설명했습니다. 유전자 조작 식품과 치매의 상관관계에 대해서는 아직 많이 알려져 있지는 않습니다. 하지만 안전성이 확인되었다고 할 수 없는 상황인 것은 확실합니다.

==치매 예방에는 우유보다 무첨가 유기농 두유를 추천합니다.== 하지만 '건강에 관한 문제는 제쳐두고 나는 우유가 좋다. 기호품으로 마시고 싶다'라는 분도 계실 테지요. 그러면 우유 고르는 방법에 대해 알아둡시다. 평범한 우유에 비해서 뇌에 대한 악영향을 예방할 수 있다고 여겨지는 것은 소화하기 쉬운 카제인이 많이 함유된 'A2 밀크'입니다(아쉽게도 일본에서 유통되는 우유의 대부분은 'A1 밀크'입니다.) 또한 소화 흡수가 느리고 장을 편안하게 해주는 '논호모 우유'. 그리고 목초만 먹고 자란 소로 만들어진 '방목 우유(Grassfed milk)'가 있습니다.

단, 어떠한 우유라도 동물성 지방이 함유된 것은 마찬가지입니다. 마시는 양은 최대 하루에 한 컵(200mL)으로 제한합시다.

> **포인트!**
>
> **우유는 단백질, 당질, 지방 모든 면에서 문제가 있다. 우유보다는 무첨가 유기농 두유가 좋다.**

## NG 식재료 ④
## 튀긴 음식
**감자칩은 특히 피하면 좋다**

　치매 리스크를 높이는 유해 물질인 '최종당산화물(AGEs)'은 당질이 많은 음식을 많이 섭취하면 체내에서 점점 생성됩니다. 또한 체내에서 생성되는 것이 아닌, 우리가 입으로 가져가는 음식에도 최종당산화물이 들어 있습니다.

　최종당산화물은 당과 단백질과 열이 만나면 생성될 수 있는데, 열이 높으면 높을수록, 그리고 조리 시간이 길어질수록 최종당산화물이 생성되는 힘이 강해집니다. 예를 들어, 튀긴 음식, 오븐 요리, 구운 음식 등은 최종당산화물이 많이 함유되어 있습니다.

　조금이라도 최종당산화물의 발생을 억제하기 위해서는 튀

기려는 식재료를 사전에 밑 처리를 해두는 것이 효과적입니다. 미리 삶거나 찌거나 해서 재료에 미리 열을 가해두면 튀기는 시간을 단축할 수 있습니다.

 밑 처리한 식재료나 생으로 먹을 수 있는 식재료를 고온에 빠르게 튀기는 튀김은 날 것 상태의 고기를 튀기는 음식이나 돈가스 등과 비교했을 때 최종당산화물이 발생하기 어렵다고 할 수 있습니다.

 또한 최종당산화물 발생을 억제하는 재료와 조합하는 것도 좋습니다. 그 대표적인 것이 레몬으로, 예를 들어 고기 튀김을 할 때 레몬즙을 뿌려 밑간을 해두면 최종당산화물의 발생을 40%나 억제할 수 있다는 실험 결과도 있습니다. 혹은 튀김에 레몬즙을 뿌리는 것도 어느 정도 최종당산화물의 흡수를 억제할 수 있습니다.

 그런데 최종당산화물의 일종인 '아크릴아마이드(Acrylamide)'는 최악의 유해 물질로 아크릴아마이드를 대량으로 섭취하게 되면 신경장애가 발생한다는 사실이 밝혀졌습니다. 원래 아크릴아마이드는 공업용으로 사용되는 화학물질로, 골판지의 강도를 높이는 지력증강제(紙力增强劑)나 물을 깨끗하게 해주는 수처리제(水處理劑), 화장품 등에 널리 사용되고 있지만, 발암성이 의심되고 있습니다.

2000년 무렵, 아크릴아마이드가 감자와 곡류를 가열 처리한 식품에 포함되어 있다고 스웨덴 식품청과 스톡홀름 대학이 지적하자 전 세계에서 큰 관심이 집중되었습니다. 아크릴아마이드는 탄수화물이 많이 함유된 식재료를 120도 이상의 고온에서 가열 조리하면 발생할 가능성이 있습니다.

감자칩, 감자튀김, 크로켓 등 감자를 튀긴 식품, 쿠키, 비스킷, 시리얼 등 곡물을 원재료로 한 구운 과자 등에도 고농도 아크릴아마이드가 함유되어 있다는 것은 이미 논문을 통해 보고되고 있습니다.

시판 가공식품뿐만이 아닙니다. ==농림수산청 홈페이지에는 가정에서 구운 빵이나 수제 구움 과자 등에도 아크릴아마이드가 들어 있다고 경종을 울리고 있습니다.==

물론 아크릴아마이드가 들어 있는 식품을 먹는다고 바로 신경 장애가 발생하지는 않습니다. 하지만 리스크는 가급적 피하는 것이 중요하지요. 여기서 예로 들은 식품은 가급적 먹지 않는 편이 뇌를 보호하는 방법이 아닐까 생각합니다.

> **포인트!**
>
> 탄수화물을 튀기는 것은 삼가는 것이 좋다. 레몬을 뿌리면 유해함이 다소 줄어든다.

## NG 식재료 ⑤
# 가공육
**발색제가 뇌에 미치는 영향**

　가공육이란, 햄이나 베이컨, 소시지, 성형육, 콘비프(염장 소고기) 등 고기를 가공해서 만들어진 제품 전반을 가리킵니다. 가공육에는 설탕, 트랜스지방산, 각종 첨가물 등 다양한 물질이 들어 있기 때문에, 어떠한 물질에 의한 건강 피해가 가장 큰지 명확하게 말하기 힘듭니다.

　하지만 미국 임상영양학회지 논문 등 ==가공육을 계속해서 먹으면 치매 발병 리스크가 높아진다는 역학연구 결과는 많습니다.== 특히 대부분의 가공육에 들어 있는 '발색제'의 영향에 대해서는 걱정이 됩니다. 발색제는 고기의 붉은색을 더 선명하게 보이게 하는 첨가물입니다. 세균의 증식을 억제하고 풍미를 내는 것도 발색제의 역할입니다.

하지만 앞서 설명한 미국 임상영양학회지를 시작으로 발색제가 뇌 기능을 손상시킨다는 보고는 적지 않습니다. ==최근에는 하버드대학 의학대학원 의사가 발색제가 장내에 미치는 악영향이나(장에 영향이 있다는 것=뇌에 영향이 있다) 우울증과의 관련을 시사했습니다.==

발색제로 자주 사용되는 것은 '아질산나트륨'입니다. 아질산나트륨은 독성이 강하고 그 발암성에 대해서는 이미 50년 전부터 연구되고 있는데, 인과관계가 있다고 하는 논문과 없다고 하는 논문이 공존하고 있습니다. WHO(세계보건기구)는 '가공육에는 발암성이 있다'고 분류해 주의를 촉구하고 있습니다.

암에 걸리면 치료를 진행하는 과정에서 몸에 칼을 대거나 마취를 하거나 합니다. 그러한 치료로 인해 인지 기능이 저하되는 경우가 적지 않습니다. 암 예방이 곧, 치매 발병이나 진행을 예방하는 것과 다름없다고 볼 수 있습니다.

==또한 아질산나트륨은 햄이나 소시지 등의 가공육뿐만 아니==

라 연어알이나 명태알 등의 어란에도 자주 사용됩니다. 이것들을 구입할 경우에는 성분표시를 확실히 보고 고르도록 합시다.

  가공육이 먹고 싶을 때는 '무방부제, 무색소, 무첨가제'라고 표기되어 있는 발색제를 사용하지 않은 제품을 고르도록 합시다. 핑크빛 햄이나 소시지류를 '맛있어 보인다'라고 느끼는 것은 잘못된 일이며, 원래 익힌 고기는 새하얀 것이 정상입니다.

**포인트!**

햄이나 소시지는 '무방부제, 무색소, 무첨가제'라고 표시된 발색제를 사용하지 않은 것을 고른다.

## NG 식재료 ⑥
## 참치

**치매를 유발하는 독, 수은에 조심하자**

일본은 1인당 식용 수산물의 소비량이 세계 최고라고 합니다. 어패류에는 DHA(도코사헥사엔산)나 EPA(에이코사펜타엔산)가 풍부합니다. 하지만 대형 어패류(고래 포함)의 경우, 먹이사슬의 영향으로 수은이 축적되기 쉬우므로 주의가 필요합니다. 수은은 치매를 진행시키는 대표적인 독소로, 일본인의 수은 섭취의 80% 이상이 어패류에서 왔다고 여겨지고 있습니다.

대형 어패류란, 구체적으로 북방 참다랑어, 남방 참다랑어(인도 다랑어), 눈다랑어, 황새치, 청새치, 흑새치 등의 다랑어류나 새치류를 말합니다. 또란 상어류와 고래류도 여기에 속하지요. ==수은은 지방에 축적되기 쉽기 때문에, 특히 뱃살 부==

위 회나 초밥의 섭취는 적어도 1개월에 1번 정도로 그쳤으면 합니다.

참치는 피하셨으면 한다고 말하면, '참치캔도 안 되나요?'라는 질문을 자주 받게 됩니다. 참치캔에 들어 있는 생선은 주로 황다랑어나 날개다랑어, 가다랑어입니다. 이것들은 수은 함유량이 적기 때문에 참치캔은 OK 식재료입니다. 기름을 사용하지 않은 워터 참치캔 종류를 추천합니다.

수년 전부터 참치의 완전 양식이 가능해졌습니다. 양식의 경우, 먹이를 관리할 수 있기 때문에 자연산 참치보다 수은 함유량이 적습니다.

수은의 양을 줄이는 연구도 진행되고 있으니 그 결과를 기대해보며, 참치는 적당한 선까지만 먹도록 합시다.

**포인트!**

참치 뱃살 회나 초밥은 월 1회가 기준. 같은 참치라도, 참치캔은 'OK 식재료'다.

**NG 식재료 ⑦**

# 톳

**비소 함유량이 우려되는 해조류**

기본적으로 해조류는 건강에 좋은 식재료로 권장됩니다. 하지만 톳만큼은 예외라고 생각해주시기 바랍니다.

원래 해조류를 먹는 장점은 '알긴산(Alginic acid)', '후코이단(Fucoidan)', '요오드(Jod)'를 섭취할 수 있다는 점에 있습니다. 알긴산은 나트륨의 체내 흡수를 억제하고 고혈압을 예방합니다. 또한 체내에 축적된 중금속을 해독하는 작용도 있습니다. 후코이단에는 면역력 강화, 항암 작용, 항염증 작용 등이 있습니다.

하지만 톳에는 단점도 있습니다. 사실 톳에는 '무기비소'가 다량 함유되어 있습니다. 미국과 유럽의 경우, 무기비소가 건강에 미치는 영향을 우려해 톳 섭취를 제한하고 있는 나라도 여럿 있습니다.

무기비소는 치매 발병에도 관여하는 것이 아닌가 하는 큰 의심을 받고 있습니다. 생화학 분야 학술지 〈Biochemistry〉에 따르면, 무기비소는 뇌에 염증을 일으키고, 베타 아밀로이드를 형성하며 활성산소를 발생시킨다고 보고되고 있습니다.

무기비소는 김이나 다시마 등의 해조류나 어패류에 전반적으로 함유된 성분이지만, 톳에 들어 있는 양은 절대 간과할 만한 것이 아닙니다(농림수산청의 데이터에 의하면, 톳의 무기비소 함유량은 김이나 다시마의 300~400배에 달합니다). 톳을 먹을 때는 반드시 데쳐낸 후 조리해주시기 바랍니다. 그러면 약 90%의 무기비소를 없앨 수 있습니다.

**포인트!**

**톳의 무기비소 함유량은 높다. 조리를 시작할 때 반드시 한 번 데친 후에 사용해야 한다.**

## NG 식재료 ⑧
## 고GI·GL지수 식품
**혈당 수치를 상승시켜서는 안 된다**

 고혈당은 치매의 최대 적입니다. 혈당 수치란, 혈액 속 포도당의 농도를 말하는 것으로, 당질을 먹으면 올라갑니다. 공복 상태라면 더더욱 그러하지요.

 하지만 같은 당질이라고 해도 혈당 수치가 오르는 방법에는 차이가 있습니다. 예를 들어, 현미는 정제된 백미보다 식이섬유가 많이 함유되어 있기 때문에 혈당 수치가 완만하게 올라갑니다.
 이러한 음식과 식후 혈당 수치의 관계를 수치화한 것이 'GI 지수(Glycemic Index)'입니다.

 GI 지수는 식품에 들어 있는 탄수화물 50g을 먹었을 때, 혈당 수치가 어떻게 오르는지를 나타냅니다. 다만 이 수치는 실제로 먹는 현실적인 양을 반영하지는 않습니다. 탄수화물 50g을 먹으려면 백미의 경우 135g(찻잔으로 약 1컵) 정도인 데 반해, 수박의 경우는 500g(미니수박 약 1통)이나 먹어야 합니다.

최근에는 'GL 지수(Glycemic Index)'라고 해서 식품의 일반적인 1회 섭취량에 대한 혈당이 올라가는 정도를 나타낸 지수에 주목하는 사람도 늘어나고 있습니다.

GL 지수는 '식품의 표준 섭취량에 들어 있는 탄수화물의 양(그램)×그 식품의 GI 지수÷100'으로 구할 수 있습니다.

**포인트!**

**혈당 수치의 상승을 막기 위해서 GL 지수를 알아두면 편리하다.**

# 주요 당질 식재료의 GL 지수

| | | |
|---|---|---|
| 고 GL 지수 (20 이상) | 중화면(생면 사리 1개분 130g) | 43 |
| | 백미(1공기 150g) | 41 |
| | 떡(2조각 100g) | 41 |
| | 인스턴트 라멘(1봉지 85g) | 40 |
| | 현미(1공기 150g) | 34 |
| | 파스타(1회 섭취량 180g) | 32 |
| | 우동(삶은 면 사리 1개분 250g) | 32 |
| | 소바(삶은 면 사리 1개분 170g) | 24 |
| | 식빵(6장으로 잘린 것 중 1장 60g) | 24 |
| | 베이글(1개 85g) | 23 |
| | 고구마(삶은 것 1회 섭취량 150g) | 22 |
| | 감자(삶은 것 1회 섭취량 150g) | 20 |
| 중 GL 지수 (11~19) | 크로와상(1개 57g) | 17 |
| | 감자(튀긴 것 1회 섭취량 150g) | 16 |
| | 옥수수(1회 섭취량 180g) | 15 |
| | 오트밀(1회 섭취량 44g) | 14 |
| | 프랑스빵(1조각 30g) | 13 |
| 저 GL 지수 (10 이하) | 통밀빵(1조각 30g) | 9 |
| | 호밀빵(1조각 32g) | 8 |
| | 단호박(1회 섭취량 80g) | 6 |
| | 당근(1회 섭취량 80g) | 2 |

주요 식재료의 GL 지수를 알아두면 혈당 수치의 급격한 상승을 예방하는 데 도움이 된다. 식빵보다 호밀빵을, 백미보다는 현미를, 라멘보다는 소바를 먹는 편이 좋다고 재료를 판단할 수 있다. 고 GL 지수 식품을 먹을 때는 양을 줄이는 등 신경을 쓰는 것도 중요하다. ※ 저자 조사

## NG 식재료 ⑨
# 고당도 과일
**과일의 좋고 나쁨을 구분하는 방법**

'비타민이 풍부한 과일을 적극적으로 먹고 있다'라는 분들이 많은데, 그 습관은 재검토하는 편이 좋을지도 모릅니다.

'과일은 건강에 좋은 것인가? 나쁜 것인가?' 이에 대한 문제는 여기저기에서 논의되고 있습니다. 하지만 아직 결론은 나지 않은 상태지요.

치매 예방의 관점에서는 그다지 권하지 않습니다. 특히 당도가 강한 과일은 피하는 편이 좋다고 생각합니다.

과일의 당질은 '과당'이 대부분을 차지합니다. 과당은 포도당은 아니기 때문에 직접적으로 혈당 수치를 올리지는 않습니다. 이로 인해 '과일의 단맛은 몸에 나쁘지 않다'라고 생각하시는 분들도 있습니다.

**하지만 최근에는 과당도 건강에 해를 끼친다는 연구 논문이 증가하고 있습니다.** 과당은 포도당과 유사한 모습을 하고 있으나 포도당과는 달리, 그대로 이용되는 경우는 거의 없습니다. 이용할 수 있는 포도당의 형태로 바꾸는 '당신생'이라는 과정이 필요하며, 그러한 작업은 간에서 담당하고 있습니다. 요점은 과당을 많이 섭취하면 간에 부담을 준다는 것입니다.

또한 오해하시지 않도록 말씀드리자면, 과일에는 포도당도 들어 있습니다. 과일을 먹으면 당연히 혈당은 올라갑니다.

한편으로 과일은 비타민이나 폴리페놀(Polyphenol)이 풍부하며 이 점은 치매를 예방하는 데 플러스가 됩니다. 과일을 먹으려면 베리류나 감귤류 등 산미가 강하고 많이 달지 않은 과일을 중심으로 섭취하는 편이 좋습니다.

과일은 OK인지, NG인지 판별하기 위해서는 조금 전에 소개한 'GI 지수'에 대한 지식이 도움이 될 것입니다.

다음 페이지에 GI 지수 50보다 높은지, 낮은지를 기준으로 삼아, 피해야 할 과일과 섭취하면 좋은 과일을 분류했습니다 (과일명 뒤의 숫자는 GI 지수).

> **주요 과일의 GI 지수**
>
> ◇ **NG 과일(GI 지수 50 이상)**
>   수박(72), 파인애플(66), 키위(58), 바나나(55), 감(50), 포도(50)
>
> ◇ **OK 과일(GI 지수 50 이하)**
>   라즈베리(21), 자몽(25), 복숭아(28), 자두(29), 블루베리(34), 사과(36), 딸기(37), 오렌지(39)

==과일은 숙성될수록 당도가 증가하고 GI 지수도 상승합니다. 그러한 점에서 바나나에 대해서는 평가가 갈릴지도 모릅니다. 옆의 예시는 일반적인 바나나의 수치이며, 잘 숙성된 바나나의 GI 지수는 더 높습니다.==

반대로 푸른 빛이 도는 상태의 바나나를 채소를 먹는 것처럼 먹는 경우는 GI 지수를 더 억누를 수 있습니다. 최근 슈퍼마켓에서도 '그린 바나나'를 곧잘 볼 수 있습니다. 볶거나 찌는 등 가열해서 먹는 바나나로, 간식이나 디저트가 아닌 반찬으로 사용합니다. 단맛이 적고 밤이나 감자와도 유사합니다. GI 지수는 30 정도입니다.

'과일은 비타민이 풍부하니 뭐든지 몸에 좋다'가 아닙니다. 치매를 예방하려면 혈당 수치가 잘 상승하지 않는 과일을 고르도록 합시다.

**포인트!**

**혈당 수치를 올리기 쉬운 파인애플이나 바나나보다 베리류나 감귤류가 좋다.**

## NG 식재료 ⑩
## 주류(酒類)

**마시면 마실수록 뇌가 위축된다**

 술을 좋아하시는 분들은 곧잘 '술은 백약 중에 으뜸'이라고 말하곤 합니다. 확실히 소량의 알코올은 혈류를 개선하고 건강에 좋은 영향을 줍니다.

 하지만 치매를 예방하고 싶다면 술은 피하는 편이 좋습니다. 술은 마시면 취합니다. 취한 상태라는 것은 뇌가 마비된 상태를 말합니다. 취해서 기억이 사라지는 것은 해마가 알코올에 의해 마비되기 때문입니다. 이러한 상태가 반복되면 치매로 이어지게 됩니다.

 스트레스를 발산하기 위해 필름이 끊길 정도까지 마시는 사람은 될 수 있으면 술 말고 다른 발산 방법으로 바꾸도록 합시다. 후생노동성도 '음주량이 증가할수록 뇌는 위축된다'고 언급하고 있습니다.

도저히 술을 끊을 수 없는 분은 주 2~3회 정도로 줄여보는 것은 어떨까요(완전히 금주하는 것보다는 현실적이지요?)? 또한 금주를 계속하면 뇌 위축이 개선된다는 것도 밝혀졌습니다.

제가 알코올 중에서도 그나마 좋다고 생각하는 것은 유기농 무농약으로 재배된 포도로 만들어진 무가당 레드와인입니다. 레드와인에는 '레스베라트롤(resveratrol)'이라고 하는 폴리페놀이 들어 있어 베타 아밀로이드를 줄이는 효과가 보고되고 있습니다. 하지만 레스베라트롤에 의한 장점을 고려해보더라도 단점이 더 크다고 생각합니다.

**포인트!**

안전한 금주는 어렵더라도 조금씩 줄여나가는 것이 좋다.

## NG 식재료 ⑪
# 인공감미료
**실제로는 일반 설탕보다 더 위험하다**

요즘 슈퍼마켓이나 편의점에서 '달지만 칼로리는 제로'라는 콘셉트를 내세운 청량음료나 과자들을 많이 볼 수 있습니다. 그 단맛의 정체는 인공감미료입니다.

인공감미료를 애용하는 사람은 '그것 나름의 좋은 점이 있다'라고 생각해서 사용하는 것이겠지만, 그것은 크게 잘못된 생각입니다. 현재로서는, 인공감미료가 당뇨병을 예방할 수 있다거나 체지방을 줄인다거나 생활습관병을 예방할 수 있다고 하는 결과는 나오지 않았습니다. 오히려 인공감미료는 건강을 해치고 치매 리스크도 높입니다.

그 이유는 크게 3가지를 들 수 있습니다.

> **인공감미료가 뇌에 좋지 않은 3가지 이유**
> ◇ 당뇨병을 초래한다.
> ◇ 장내 세균총의 구성을 변화시킨다.
> ◇ 글루타치온을 말라 죽게 한다.

먼저 당뇨병은 치매를 유발시키는 큰 리스크 중 한 가지였지요? '건강검진에서 혈당 수치가 높다고 지적받아서, 설탕을 피하고 인공감미료를 사용해왔다'라고 하시는 분들도 많을 것입니다. 그런 분들 입장에서는 오히려 당뇨병을 악화시킨다고 말한들, 바로 믿을 수 있을까요?

확실히 설탕과 달리 인공감미료 자체는 혈당 수치를 올리지는 않습니다. 이것은 사실입니다. 하지만 당뇨병에 걸리기 전부터 인공감미료가 든 탄산음료를 매주 240mL 이상 마시는 사람은 마시지 않는 사람에 비해 당뇨병 리스크가 1.7배나 높다는 연구 보고가 있습니다.

건강에 좋다고 인공감미료가 든 음료를 마시는 사람은 반대로 당뇨병에 걸릴 확률이 높습니다. 인공감미료는 설탕보다도 수백 배나 달기 때문에 단맛에 대한 감각이 마비되고, 더욱더 많은 당질을 필요로 하게 될지 모릅니다. 혹은 인공감미료를 섭취하면 뇌는 단것을 먹고 있다고 느끼지만, 실제로는 혈당 수치가 오르지 않기 때문에 뇌가 더욱 당질을 섭취하게끔 명령을 내릴지도 모릅니다.

다음으로 장내 환경입니다. 인공감미료와 장내 세균과의 관계에 대해서는 2022년에 발표된 이스라엘 연구팀의 논문이 유명합니다. 이 논문에서는 인공감미료의 대표주자인 수크랄로스(Sucralose)와 사카린(saccharin)이 장내 세균 조성에 악영향을 끼친다는 것이 밝혀졌습니다. 이 논문에 따르면, ==인공감미료는 인간에게는 제로 칼로리일지라도 어느 종류의 장내 세균에게는 영양분이 되어 해당 장내 세균만 늘어난다는 것입니다.==
일부 장내 세균만 늘어나게 되면 장내 세균의 균형이 무너져 염증으로 이어집니다.

마지막으로 글루타치온이 말라 죽는 문제가 있습니다. 글루타치온은 우리의 몸속 모든 세포에 존재하는 항산화물질이면서 동시에 해독제의 역할을 합니다. 몸 안의 활성산소를 제거하고 산화 스트레스를 경감시키며 뇌의 신경세포에 가해지는 손상을 막아줍니다. 인공감미료 섭취는 이 글루타치온을 감소시킵니다.

> **포인트!**
>
> **인공감미료 자체로는 혈당은 오르지 않지만, 더욱더 많은 당질을 원하게 될 우려가 있다.**

## NG 식재료 ⑫
# 과당·포도당·액당
**액체 상태의 당질은 좋지 않다**

과당 포도당 액당이란, 그 이름 그대로 과당과 포도당이 함유된 액체 감미료를 말합니다. 주스나 아이스크림, 조미료나 레토르트 식품을 시작해 많은 식품에 사용되고 있습니다.

==치매를 멀리하고 싶으면 편의점이나 슈퍼마켓에서 판매하는 상품을 살 때 반드시 성분표시를 확인해주시기 바랍니다.== 그리고 만약 '과당 포도당 액당'이라는 글씨를 발견한다면 바로 내려놓으시면 됩니다. 이 습관을 막상 실천해보면 내려놓아야 할 식품이 많다는 것에 깜짝 놀랄 것입니다.

과당 포도당 액당이 NG인 이유는 크게 3가지가 있습니다.

> **과당 포도당 액당이 좋지 않은 이유**
> ◇ 포도당에 의해 혈당이 급상승한다.
> ◇ 과당이 간에 부담을 준다.
> ◇ 잔류농약이 걱정이다.

먼저 혈당에 관해 이야기해봅시다. 쌀 등의 고체형 당질의 소화에는 어느 정도 시간이 걸립니다. 하지만 과당 포도당 액당은 액체지요. 액체 당질은 소화에 시간이 걸리지 않기 때문에 단번에 혈당이 상승하게 됩니다. 혈당이 급격하게 오르내리는 것은 '혈당 스파이크'라고 불리는 당뇨병을 유발하게 하는 위험한 현상입니다.

다음으로, 과당에는 간에 부담을 주는 성질이 있습니다. 과당은 포도당과는 달리, 직접 혈당을 올리지는 않습니다. 하지만 간에서 포도당으로 변환될 때 간의 작용을 필요로 하기 때문에 간을 피로하게 만듭니다. 간이 나빠지면 고혈당 리스크도 증가합니다. 실제로 만성 간염 환자 중 혈당이 정상적인 사람은 2명 중 1명꼴에 불과합니다.

더욱이 과당 포도당 액당의 원료는 옥수수나 감자로, 이들 대부분은 수입 농산물입니다. 수입 옥수수로 만들어진 고과당 옥수수 시럽(HFCS)에서 농약이 검출되었을 때는 큰 화제가 되었습니다.

**포인트!**

**과당 포도당 액당을 피하기 위해서는 스스로 식품 표시를 확인하는 수밖에 없다.**

Chapter
# 3

# 매일 먹고 싶은 식재료를 고르는 방법과 먹는 방법

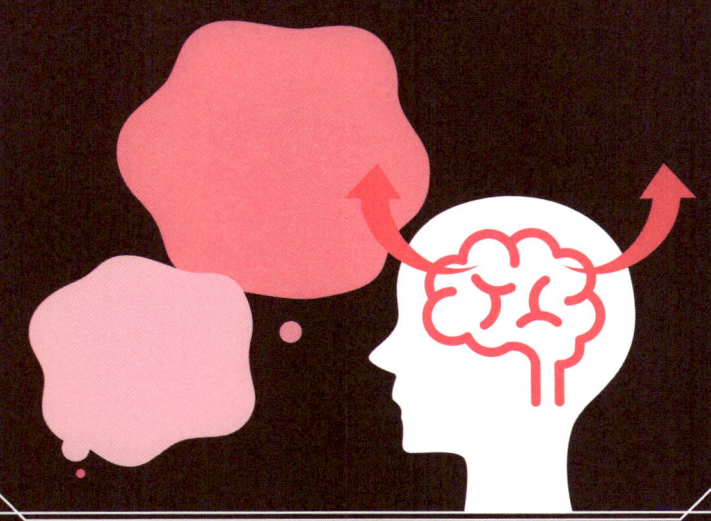

**OK 식재료 ①**

# 물

**섭취했으면 하는 식재료의 우두머리 격이지만 부족하기 쉽다**

물은 치매 예방을 위해 가장 먼저, 적극적으로 섭취하셨으면 합니다. '물이라니, 누구나 다 마시는 것 아니야?', '물 정도로 치매에 정말로 효과가 있다는 거야?'라고 의아하게 생각하셨나요?

하지만 물을 충분하게 섭취하는 것이 치매에 효과적이라는 것은 사실입니다. 치매 환자에게 의식적으로 물을 마시게 했더니 '표정이 바뀌었다', '말이 분명해졌다', '한밤중 배회나 폭력·폭언 등의 증상이 개선되었다' 하는 이야기를 제 상담자 분들에게 자주 듣게 됩니다.

실제로 영양학 계열 저널인 〈Nutrients〉에서도 알츠하이머

인지, 뇌혈관성인지를 불문하고 '치매 환자는 건강한 사람에 비해 탈수 상태를 보이는 비율이 높다'고 보고되고 있습니다.

우리 몸의 60%는 수분으로 이루어져 있습니다. 예를 들어, 체중이 50kg인 사람의 경우 30kg, 즉 30L의 물이 몸 안에 있다는 것입니다. 그 수분 중 약 60%가 세포 속에, 나머지 약 40%가 혈액이나 세포외액으로 존재하고 있습니다.

사람은 나이가 들면 체내에 저장된 수분량이 줄어듭니다. 게다가 갈증을 느끼기 어려워지거나, 화장실에 가는 것을 귀찮아하게 됩니다. 하지만 그렇다고 수분 섭취를 피한다면 탈수를 일으키기 쉬워집니다.

치매가 걱정된다면 항상 물을 충분히 섭취해 수분 부족 상태가 되지 않도록 주의해야 합니다. ==물은 자주 마신다고 해서 기본적으로 '과다 섭취'가 될 일은 없습니다.==

그렇다면 구체적으로 물을 얼마나 마셔야 충분한 걸까요? 우리 몸에서는 하루에 배설, 호흡, 땀 등에 의해 약 2.5L의 수분이 배출됩니다. 그에 반해, 식사를 통해 섭취하는 수분은 기껏해야 1L 정도이지요.

체내에서 만들어지는 물(대사수)이 0.3L 정도이기 때문에 남은 1.2L는 마시는 것을 통해 섭취할 필요가 있습니다. 그것보다 약간 많은 양인, 하루에 1.5L를 목표로 삼아 물을 마시도록 합시다. ==조금씩 마시는 것이 요령입니다. 한 번에 마셔도 대부분이 소변으로 배출되어버립니다.==

사람이 한 번에 흡수할 수 있는 수분량은 기껏해야 200mL 정도입니다. 일반적인 물컵의 경우, 70~80% 정도 물을 부어야 약 100mL가 되기 때문에 '물컵으로 가볍게 2잔'이 한 번에 마시는 양의 기준이 됩니다. 이것을 하루에 8번(깨어 있는 동안은 2시간에 1번꼴로) 마시는 것이 이상적입니다.

너무 많은 양의 물을 한 번에 마시는 것은 위험하며, '물 중독'을 일으킬 가능성이 있습니다. 물 중독이 발생하면 저나트륨혈증에 빠져 현기증, 두통, 구토 등을 겪게 됩니다.

# 하루 수분 섭취량은
# 배출량을 살짝 웃도는 양을 목표로

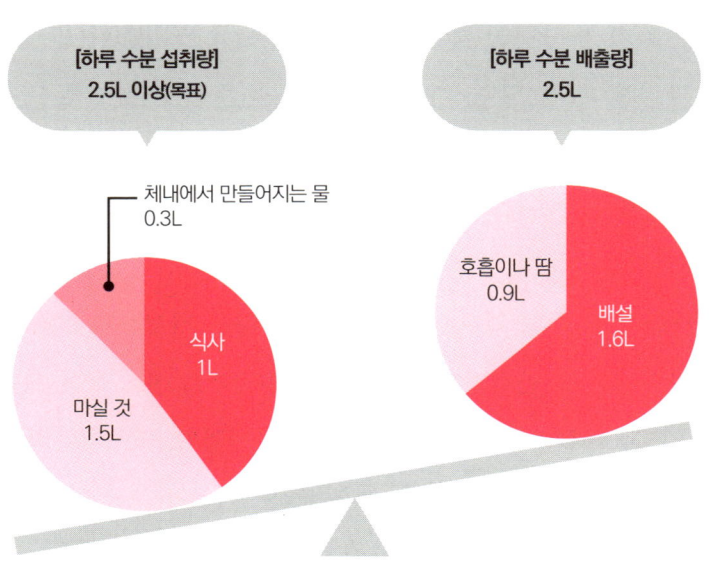

체내에 수분이 겨우 1~2%만 줄어들어도 인지 기능에 영향을 미친다는 보고도 있다. 아무것도 하지 않아도 우리 몸에서는 하루에 2.5L의 수분이 배출된다. 목이 마르지 않아도 물을 자주 마시는 습관을 들이자.

※ 참고자료 : 후생노동성 '건강을 위해 물을 마시자' 추진 운동

체내 수분의 주요 역할은 다음과 같습니다.

> **체내 수분의 주요 역할**
> ◇ 체온을 유지한다.
> ◇ 몸속 세포의 기능을 돕는다.
> ◇ 영양분이나 노폐물을 혈액 속에 녹여 운반한다.

뇌 속에 쌓여 치매를 유발하게 하는 노폐물, 베타 아밀로이드를 씻어내는 것도 수분의 중요한 역할입니다. 수분이 충분하지 않으면 베타 아밀로이드도 쌓이기 쉬워집니다.

체내 수분이 1~2%만 줄어들어도 인지 기능의 저하로 이어진다고 합니다. 체중 50kg인 사람의 경우 1~2%라면 300~600mL입니다. 페트병 1병 전후 분량의 물이 부족해져도 뇌의 기능에 문제가 발생하는 것이지요.

운동하거나 평소보다 불필요하게 땀을 더 흘렸을 때는 더 많은 수분 보충이 필요합니다. 땀에는 염분이 포함되어 있기 때문에 땀을 흘렸을 때는 소금물을 추천합니다. 농도는

0.2%(물 500mL에 소금 1g)가 적당합니다.

수분 보충에는 물이 최고입니다. 혹은 녹차를 물 대신 마셔도 되지만 카페인이 포함되어 있어 마시는 경우에는 살짝 주의가 필요합니다. 탄산음료나 주스, 스포츠 드링크 등 단 성분이 들어 있는 것은 NG입니다.

경구수액도 안 됩니다. 상당한 양의 염분이나 당분이 들어 있기 때문입니다. ==경구수분보충제를 마셔도 되는 경우는 열사병, 발열, 설사나 구토 증상이 있을 때 등 긴급한 상황에 한정됩니다.==

수돗물을 마시는 경우는 염소나 수도관의 녹이 걱정되기 때문에 일단 끓이거나 정수한 후 마시는 것이 좋습니다. 시판 생수를 마시는 경우는 국산이든, 외국산이든 자신의 취향에 맞는 것을 선택하면 OK입니다.

물은 매일 듬뿍 마셔야 합니다. 맛있게 마실 수 있고, 경제적으로 부담되지 않는 방법을 선택하도록 합시다.

**포인트!**

수분을 충분히 섭취하기 위해서는 '물컵으로 가볍게 2잔'을 2시간 간격으로 마신다.

## OK 식재료 ②
# 브로콜리
**이소티오시아네이트는 대단하다**

채소 중에서도 특히나 적극적으로 섭취하면 좋은 것이 '유채과' 채소입니다. 유채과 채소에는 비타민류가 가득하고 '파이토케미컬(phytochemical)'이라고 불리는 식물성 화학물질의 일종인 '이소티오시아네이트(Isothiocyanate)'라고 하는 성분이 다량 함유되어 있습니다.

유채과 채소에는 치매 예방에 필수적인 '항염증력', '해독력', '항산화력'이라는 3가지 힘이 갖춰져 있습니다.
이것에 대해 자세히 살펴보도록 합시다.

먼저 '항염증력'입니다.
염증이 치매의 주된 원인이라는 것은 Chapter 1에서 설명한 대로입니다. 유채과 채소의 성분은 불필요한 염증을 억제하는 힘이 뛰어납니다.

예를 들어, 엽산(비타민 B9) 등과 같은 비타민 B군은 '호모시스테인' 상승을 억누르는 한편, 뇌의 신경세포에 작용해 기억력이나 사고력 저하를 방지합니다.
또한 이소티오시아네이트도 항염증력에 뛰어난 성분입니다.

다음으로 해독력에 대해서 알아보겠습니다. 우리는 대량의 '독'에 둘러싸여 있습니다. 그래도 바로 죽지는 않은 것은 바로 그 독을 처리해서 밖으로 내보내는 해독력이 갖춰져 있기 때문입니다.

이 해독하는 작업은 대부분 간에서 이뤄집니다. 그 구체적인 과정에 대해서 알아봅시다. 먼저 독을 '감싸고', 간의 바깥으로 끌어낸 다음 배설합니다. 이 '감싸기' 위한 효소를 불러들이는 것도 이소티오시아네이트입니다.

마지막으로 항산화력입니다.

치매 예방에 있어 산화를 막아야 하는 이유는 뒤에 나올 Chapter 3의 베리류에서 자세하게 다루고 있는데, 유채과 채소는 항산화력도 탁월합니다.

**비타민 A, C, E는 항산화력이 뛰어난 대표적인 성분입니다. 유채과 채소 중에서도 브로콜리의 비타민 C 함유량은 최정상급입니다.**

또한 이소티오시아네이트의 항산화력도 빼놓을 수 없습니다.
유채과 채소의 힘을 충분히 이끌어내기 위해서는 약간의 조리 요령이 필요합니다. 그것은 '잘게 다지는 것'입니다. 사실 이소티오시아네이트는 유채과 채소에 그 상태 그대로 존재하지는 않습니다.

채소 속에는 '글로코시놀레이트(Glucosinolate)'라고 불리는 성분이 존재하는데, 이는 이소티오시아네이트가 되기 바로 직전 상태입니다. 그리고 채소를 다지게 되면 이러한 글루코시놀레이트가 '미로시나아제(Myrosinase)'라는 효소에 의해 분해되어 이소티오시아네이트로 변하게 됩니다. 즉, 채소를 잘게 다져야 비로소 이소티오시아네이트가 생성되는 것이지요.

==채소를 잘게 다졌으면 바로 가열하지 말고 15분 정도 두었다가 가열하는 것을 추천합니다.== 또한 가열할 때는 저온으로 찌거나, 살짝 데치거나, 중불에서 볶는 등 너무 고열로 조리하지 않도록 합시다.

여기까지 읽고 많은 분들이 '항염증', '해독', '항산화'라는 3가지 효과가 뛰어난 유채과 채소를 먹어야 해!', '이소티오시아네이트를 섭취해야 해!'라고 생각하셨을 테지요.

유채과 채소는 다양하지만, 그중 가장 으뜸은 브로콜리입니다. 브로콜리에는 이소티오시아네이트의 일종인 '설포라판(Sulforaphane)'이 함유되어 있습니다. 브로콜리의 새싹에는 더 많은 설포라판이 함유되어 있습니다.

==한 가지 채소를 대량으로 먹는 극단적인 행동은 삼가도록 합시다.== 특히 브로콜리는 식이섬유가 많기 때문에 너무 많이

==섭취하면 복통이나 설사를 유발하거나 방귀가 많이 나오게 됩니다.==

브로콜리 1/4통(약 50g)은 매일 먹고, 그 밖에 유채과 채소를 포함해 하루에 350g의 채소를 섭취하는 것이 가장 이상적입니다.

> **포인트!**
> 브로콜리와 그 외의 채소를 조합해서 잘게 다지고, 꼭꼭 씹어서 먹으면 좋다.

# '항염증, 해독, 항산화'에 탁월한 유채과 채소

| |
|---|
| 브로콜리 |
| 양배추 |
| 콜리플라워 |
| 로마네스코 브로콜리 |
| 케일 |
| 순무 |
| 고수 |
| 루꼴라 |
| 브로콜리 새싹 |
| 무 |
| 고추냉이 |
| 물냉이 |
| 소공채 |
| 경수채 |
| 청경채 |

※ 저자 조사

잎채소는 색깔이 진하고 싱싱한 것을 선택해야 한다. 조리할 때는 데친 다음, 그 물을 따라버리거나 (유채과 채소는 흙 속의 유해 물질을 쉽게 흡수하기 때문), 생으로 먹을 수 있는 것은 가볍게 다진 후 잠시 놓아두었다가 꼭꼭 씹어 먹는다. 씹는 것도 잘게 써는 것과 마찬가지로 이소티오시아네이트의 생성을 촉진한다.

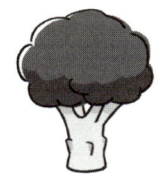

브로콜리는 둥글고 풍성하며 봉오리 사이가 촘촘하게 붙어 있는 것이 좋다. 냉동된 것도 OK다. 급속 냉동되었기 때문에 영양소도 신선도도 잘 보존되고 있다. 자연 해동한 뒤 작게 잘라 조리하면 좋다.

## OK 식재료 ③
## 부추
**항산화력은 물론, 헬리코박터 파일로리균도 억제할 수 있다**

부추는 수선화과 부추속 채소로, 마늘과 양파의 동료입니다. 치매를 예방하고 싶으면 부추는 매일 드셨으면 하는 식재료이지요. 독특한 향 때문에 싫어하시는 분들도 계시지만, 저는 식욕을 돋게 해서 좋습니다.

부추 특유의 향의 원인은 알리인(alliin), 메티인(methiin)이라고 하는 성분으로, 특히 잎 끝부분에 많이 함유되어 있습니다. 알리인은 마늘이나 양파에도 포함된 성분으로, 유황이 함유된 아미노산의 일종입니다. 강한 항산화력을 지니고 있으며, 그 밖에도 간의 해독 기능을 돕는 작용도 합니다. 메티인에 대해서는 최근 파일로리균 증식 억제 작용이 있다는 사실이 밝혀졌습니다.

치매 환자에게는 파일로리균 감염률이 유의미하게 높다는 점, 파일로리균 제균이 인지 기능 개선에 효과적이라는 점은 이미 뇌신경 계통 의학지에 보고된 바 있습니다.

그 밖에도 부추에는 비타민도 풍부합니다. ==체내에 들어가면 비타민 A로 바뀌는 베타카로틴($\beta$-Carotene)은 채소 중에서도 부추가 으뜸입니다.== 비타민 E나 엽산(비타민 $B_9$), 칼륨도 많이 함유되어 있습니다.

부추는 상하기 쉽고, 냉장 보관할 수 있는 기간도 3일 정도에 불과합니다. 신선할 때 집에서 '냉동 부추'를 만들어봅시다. 싱싱한 부추를 잘게 자른 후 냉동 보관하면 알리인과 메티인의 양이 증가합니다.

> **포인트!**
>
> 유효한 성분이 듬뿍 들어 있는 '냉동 부추'를 매일 섭취하자!

# 치매를 예방하는
# 수제 '냉동 부추'를 습관적으로 해두자!

부추를 사 오면 잘 씻어서 잎 끝부분부터 뿌리까지 잘게 자른다. 지퍼백에 넣어 냉동 보관을 해두면 상하는 것을 방지할 수도 있고, 아침, 점심, 저녁 가볍게 부추를 활용할 수 있다. 게다가 유효한 성분도 증가한다.

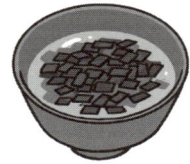

**활용 예시 ①** 언 상태로 냄비에 넣어 국에 곁들인다.

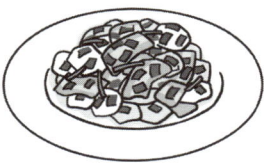

**활용 예시 ②** 언 상태로 프라이팬에 넣어 볶음에 곁들인다.

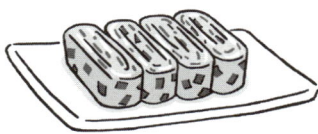

**활용 예시 ③** 계란말이나 볶음밥을 만들 때 언 상태로 계란물에 넣어 섞는다.

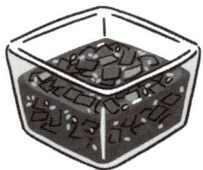

**활용 예시 ④** 냉동 부추와 적당량의 간장, 식초, 설탕 등을 넣어 섞으면 만능 소스 완성! 낫토나 차가운 두부, 샐러드 등에 뿌린다.

## OK 식재료 ④
# 마늘

**피로 회복뿐만 아니라 뇌에도 좋은 영향을 준다**

부추와 마찬가지로 수선화과 부추속 향채소인 마늘에 대해 이야기해봅시다.

마늘이라고 하면 일반적으로 피로 회복, 자양강장이라는 이미지가 강합니다. 하지만 그 밖에도 면역력 향상, 암 예방, 혈행 촉진, 혈전 예방, 살균 작용 등 실로 다양한 효능이 있습니다.

특히 암 예방에 관해서는, ==미국 국립 암연구소가 '암을 예방할 수 있는 식재료 중 으뜸은 마늘'이라고까지 말할 정도입니다.==

마늘의 건강 효과의 주요 일등 공신은, 각종 식재료들 중에서도 마늘에만 들어 있는 'S-알리시스테인'이라고 하는 유황 화합물입니다. 이 성분은 강한 항산화 작용을 하며, 그뿐만 아니라 뇌에도 다양한 작용을 하고 있습니다. ==베타 아밀로이드의 축적을 막거나 신경세포의 변성을 저지하거나, 심지어 해마의 신경세포 재생을 돕기까지 합니다.==

이처럼 마늘이 치매 예방과 개선에 좋은 것은 확실하며, 건강 정보에 민감하신 분들은 이미 그 사실을 알고 계실 것입니다.

하지만 마늘만으로 눈에 띄는 효과를 얻을 수 있는 것은 아닙니다. 치매의 원인은 제각각 다르며, 마늘이 아무리 뛰어나다고 해도 그것만으로 치매를 막을 수 있다고는 단정할 수 없습니다.

> **포인트!**
>
> 피로 회복에도 암 예방에도 도움이 되는 마늘은 뇌에도 다양한 작용을 하고 있다.

## DK 식재료 ⑤
## 버섯류
**경도인지장애 리스크를 절반으로!**

버섯의 치매 예방 효과는 세계적으로도 잘 알려져 있으며, 이에 대한 연구도 활발히 진행되고 있습니다. 싱가포르 국립대학이 60세 이상 663명을 대상으로 실시한 조사에서는 버섯을 일주일 동안 300g 이상 먹으면, 치매의 전 단계인 경도인지장애(MIC) 리스크가 50% 낮아질 가능성이 있다는 것이 드러났습니다.

게다가 주 1회 미만 먹는 경우와 비교해 주 2회 이상 먹는 사람들은 경도인지장애가 생기는 비율이 절반으로 줄어들었다고 합니다. 그렇다는 것은, 주 2회 이상 빈도로 일주일 동안 300g 이상 버섯을 먹으면 좋습니다.

버섯이 치매 예방에 좋은 것은 아미노산의 일종인 '에르고티오네인(ergothioneine)'이라는 물질이 크게 영향을 미치고 있는 것이 아닐지 추측되고 있습니다. 에르고티오네인은 항산화력, 항염증력이 매우 높은 물질입니다.

이것은 우리 몸속뿐만 아니라 뇌의 보호막을 통과해서 뇌 안에도 축적된다는 것이 밝혀졌습니다. 즉 뇌, 속에서 항산화력, 항염증력을 발휘하고 있다는 것이지요. 또한 에르고티오네인은 뇌의 신경세포를 증가시키고, 특히 해마에 작용함으로써 기억력 유지 향상에 기여하고 있습니다.

이처럼 에르고티오네인은 뇌에 직접적으로 좋은 효과를 주는 한편, 장내 환경을 조성하는 역할도 담당하고 있습니다. 치매는 뇌와 관련된 질병이지만, 그 발병에는 장의 상태도 깊은 관련이 있습니다.

또한 버섯에는 식이섬유가 많이 함유되어 있어, 이러한 점에서도 장내 환경 개선을 기대할 수 있습니다. 하지만 너무 많은 양을 섭취하게 되면 불용성 식이섬유가 오히려 장의 기능을 안 좋게 만들기 때문에 과다 섭취는 삼가도록 합시다.

버섯이라면 종류가 무엇이든 상관없습니다. 에르고티오네인이라는 성분은 매일 5mg 정도 섭취하면 좋은데, 이 양을 섭취하기 위해서는 새송이버섯은 큰 것 절반(약 20g), 만가닥버섯의 경우 1/3팩(약 30g), 표고버섯은 큰 것 2개(약 50g), 팽이버섯은 1/4봉지(약 50g)이 기준입니다.

많은 양을 먹을 필요는 없고, 앞서 설명했듯이 일주일에 300g이면 여유 있게 섭취할 수 있을 것 같습니다. 매일 종류를 바꾸거나 여러 종류를 같이 먹는 것이 이상적입니다.

**포인트!**

**버섯은 일주일에 300g을 목표로 다양한 종류를 먹으면 좋다. 뇌에 좋은 '에르고티오네인'을 섭취할 수 있다.**

**OK 식재료 ⑥**

# 꽁치

**뇌를 보호해주는 질 좋은 지방의 보고**

치매 예방에 생선이 중요시되는 까닭은 오메가3로 분류되는 양질의 기름, DHA(도코사헥사엔산)과 EPA(에이코사펜타엔산)이 풍부하게 들어 있기 때문입니다.

국립연구개발법인 국립장수의료 연구센터 등의 그룹이 발표한 논문에 따르면, ==DHA와 EPA의 섭취량이 많은 사람은 뇌 측두엽 피질과 전두엽 피질의 부피가 감소하는 것을 억제할 수 있다고 합니다.== 측두엽 피질과 전두엽 피질은 인지 기능과 관련 있기에 이 둘의 부피 감소를 막으면 치매 예방을 기대해 볼 수 있습니다.

또한 DHA는 뇌의 인지질의 주요 구성성분이지만, 나이를 먹어감에 따라 그 양이 점점 감소하기 때문에 식사 등을 통해 외부에서 섭취할 필요가 있습니다. 고령자가 DHA를 적극적으로 섭취하면 주의력이나 작업 기억 등 인지 기능이 유지된다는 것도 밝혀졌습니다.

 DHA와 EPA를 섭취하기 위해서는 꽁치, 연어, 고등어, 정어리, 청어, 전갱이 등 비교적 작은 생선을 적극적으로 먹는 것이 좋습니다. 이것들 모두 저렴한 생선으로, 어디서나 손쉽게 구입할 수 있습니다. 통조림의 경우는 보다 더 간편하게 먹을 수 있어 좋습니다.

 특히 좋은 것은 지방이 듬뿍 차오른 꽁치입니다. 제철 꽁치의 경우, DHA 함유량은 생선 중에서도 으뜸입니다. 하지만 철망에 올려놓고 구우면 섭취해야 할 성분이 가득 들어 있는 지방이 밖으로 빠져나가 버립니다. 또한 너무 많이 구워서 타게 되면 발암성 리스크도 걱정되고요.

 꽁치는 철망에 굽기보다는 채소나 버섯 등과 함께 포일에 굽는 것이 좋겠습니다. 혹은 성분이 열에 의해 손상될 우려가 있으므로 생선회로 먹어도 좋겠지요. 날생선을 조리하는 것이 번거로운 날에는 편리한 통조림을 사용하는 것도 괜찮습니다. 통조림에는 1년 중 가장 저렴한 시기, 즉 제철 식재료가 사용된다고 합니다.

연어도 DHA가 풍부하고 수은이 적은 생선입니다. 연어의 살이 붉은 것은 '아스타잔틴(Astaxanthin)'이라고 하는 색소가 들어 있기 때문입니다. 아스타잔틴에는 비타민 E나 베타카로틴보다도 훨씬 강력한 항산화력이 있어 뇌의 산화를 막아줍니다.

**포인트!**

뇌가 좋아하는 양질의 기름이 풍부하게 들어 있는 꽁치나 연어는 생선회나 포일 구이 외에도 통조림으로도 섭취할 수 있다.

## OK 식재료 ⑦
## 소·돼지·닭고기
**양질의 단백질은 뇌에 필수불가결**

치매 예방이라는 관점에서 식재료를 생각할 때, 육류는 다루기 어려운 식재료입니다. 고기를 너무 많이 먹으면 '호모시스테인'이 증가한다는 단점이 있습니다.

하지만 한편으로는 고기의 단백질은 아미노산 점수가 높고(필수 아미노산이 골고루 함유되어 있음), 각종 질병을 예방할 수 있을 것으로 기대됩니다. 이러한 면에서는 건강에 좋은 식재료라고 할 수 있습니다. 또한 고기에는 단백질이 풍부한데, 단백질은 뇌 기능을 유지하는 데 빼놓을 수 없는 필수 영양소입니다.

이러한 이유로 고기를 적극적으로 섭취하는 장점은 '크다'

고 저는 생각합니다. 단, 고기의 지방분에는 주의할 필요가 있습니다. 동물성 지방을 지속해서 섭취하면 악성 콜레스테롤이 증가하고 동맥경화 등 생활습관병의 원인이 됩니다. 고기의 지방은 가능한 한 제거하고 섭취하도록 합시다.

주의할 점이 한 가지 더 있습니다. ==고기에는 단백질이 풍부하게 들어 있는데, 우리가 먹은 단백질은 제대로 운동해서 소비하지 않으면 최종적으로는 호모시스테인을 증가시키는 원인이 됩니다.== 단백질 섭취와 운동은 세트라고 생각해주셨으면 합니다.

일반적으로 흔하게 먹을 수 있는 고기는 소, 돼지, 닭의 3가지 종류입니다. 이것들 모두 단백질의 양은 100g당 20g 정도지요. 아미노산 점수가 높은 것도 동일합니다.

큰 차이는 일단 동물성 지방의 양입니다. 그리고 비타민류, 아연, 철분 등의 미네랄 함유량도 다릅니다.

3가지 종류의 고기의 특징을 간단하게 비교하면 다음과 같습니다.

> **각각의 고기 특징**
>
> ◇ **소고기**
> 지방이 많고 비타민은 적으며, 아연, 철분은 많다.
>
> ◇ **돼지고기**
> 지방이 많고 비타민 B군이 많이 함유되어 있지만, 미네랄은 적다.
>
> ◇ **닭고기**
> 지방이 적고 무난한 단백질원이라는 점에서 우수하다.

정리하면 체중을 늘리고 활동적으로 살려면 소고기, 피로를 회복하고 세포의 기능을 좋게 하려면 돼지고기, 몸의 지방을 줄이고 효율적으로 근육을 늘리고 싶다면 닭고기라고 할 수 있습니다. ==단 한 가지 고기만 계속해서 먹는 것보다 3가지 종류를 균형 있게 먹는 것이 좋습니다.==

고기를 선택할 때는 저렴한 수입육은 최대한 피하도록 합시다. 유전자 조작 사료나 호르몬제를 사용했을 가능성이 크기 때문입니다.

물론, 모든 수입육은 믿을 수 없고, 모든 국내산 고기를 믿을 수 있다고 할 수 있는 것은 아니지만, 항상 ==포장 팩에 있는==

표시를 확인하고, 믿을 수 있는 가게에서 구입하는 등 질 낮은 고기를 피하기 위한 약간의 노력이 필요합니다.

**포인트!**

소고기, 돼지고기, 닭고기를 균형 있게 먹고, 먹은 후 운동도 빼먹지 말아야 한다.

## DK 식재료 ⑧
## 조개류
**기대 성분 타우린과 평상시 부족하기 쉬운 아연의 보고**

 조개에는 타우린(Taurine)이라는 성분이 풍부합니다. 타우린은 영양 음료에 자주 등장하는 성분이기 때문에 아마 자연스럽게 피로 회복을 떠올리는 분들이 많을지도 모르겠네요. 하지만 사실 그것뿐만이 아닙니다.

 타우린은 간 기능을 활발하게 하고, 혈액 속 중성 지방을 줄이며, 혈압을 낮춰줍니다. 또한 인슐린의 분비를 촉진해 당뇨병을 예방하거나 시력의 쇠약을 막는 등 건강 면에서 다양한 장점이 있습니다.

 게다가 치매와 타우린과의 관계에 관해서도 연구가 진행되고 있습니다. 알츠하이머 치매 모델의 실험용 쥐에 타우린을

투여했더니 유효성이 확인되었다고 하는 연구 결과가 있습니다. 그 밖에도 태아의 뇌 발달에 타우린이 관여하고 있다는 사실도 드러났습니다.

==시험관 수준의 실험이기는 하지만, 타우린이 베타 아밀로이드의 응집을 억제했다고 하는 보고도 있습니다.== 아직 타우린이 실제로 치매 환자의 베타 아밀로이드를 억제한 것은 아닙니다. 하지만 적극적으로 섭취할 가치는 있을 듯합니다.

조개류 중에서도 굴은 특히나 타우린의 함량이 높으며, 아연도 풍부합니다. 치매 환자는 아연의 부족한 경우가 많기 때문에 적극적으로 섭취하도록 합시다. 또한 타우린은 조개 외에도 문어와 오징어를 통해서도 섭취할 수 있습니다.

**포인트!**

치매와 관계가 있는지 연구가 진행되고 있는 '타우린'은 굴 등의 조개류, 문어, 오징어를 통해 섭취할 수 있다.

**DK 식재료 ⑨**

# 계란

**뇌의 세포막과 뇌내 신경전달물질의 재료**

'계란은 건강에 좋을까요? 아니면 나쁠까요?' 이 주제에 관한 견해는 시대에 따라 변해왔습니다.

'계란은 콜레스테롤을 상승시키기 때문에 좋지 않다'라는 생각은 옛날에만 해도 상식이었고, 오늘날도 그렇게 믿고 있는 사람이 적지 않습니다. 하지만 현재는 그러한 생각은 부정되고 있습니다.

==식사를 통한 콜레스테롤이 혈중 콜레스테롤에 미치는 영향은 적다는 사실이 밝혀졌기 때문입니다.== 콜레스테롤 대부분은 체내에서 합성되며 유연하게 조절되고 있습니다. 따라서 계란이 직접 콜레스테롤을 급격하게 상승시키거나 하지

는 않습니다.

계란은 영양가가 높고 양질의 단백질이 가득 들어 있습니다. 뇌의 40%는 단백질로 이루어져 있기 때문에 질 좋은 단백질의 섭취는 뇌 건강을 유지하는 데 필수적입니다.

계란 노른자에 '레시틴(lecithin)'이 들어 있는 것도 큰 포인트입니다. 레시틴은 뇌의 세포막을 이루는 주요한 성분으로, 뇌내 신경전달물질인 아세틸콜린(acetylcholine)의 재료이기도 합니다. 이는 치매 예방 효과를 기대할 수 있습니다.

또한 계란은 콜레스테롤을 올리기는커녕, 악성 콜레스테롤을 줄여주고 동맥경화를 예방합니다. 특히 간에서 지방이 축적되는 것을 억제하고 지방간도 예방합니다. 간 건강을 유지하는 것은 몸속의 해독작용을 보호하는 것과 직결됩니다.

즉, 계란은 '먹어야 할 식재료'라고 말해도 좋습니다. 물론 너무 많이 먹어서는 안 되지만, 하루에 1~2개 정도라면 전혀 문제가 될 것이 없습니다.

하지만 계란은 닭이 먹었던 영양분이나 스트레스 물질 등에 영향을 받습니다. 유기농 사료를 먹고, 좁은 케이지(닭장)이 아니라 넓은 땅에서 자유롭게 자란 '자연 방목' 닭의 계란을 고르는 것이 좋겠지요.

현재 사육 환경을 생각하는 양계장은 조금씩 증가하고 있습니다. 그러한 양계장의 계란은 인터넷으로도 구입할 수 있고, 판매하고 있는 슈퍼마켓도 점점 늘어나고 있습니다.

**포인트!**
신경전달물질의 재료가 되기도 하고, 건강에도 좋은 성분이 가득한 계란은 하루에 1~2개 정도, 매일 먹고 싶은 우수한 식재료다.

**DK 식재료 ⑩**

# 낫토

**뇌혈관성 치매도 예방할 수 있다**

저는 '낫토는 흠잡을 곳 없는 완벽한 음식'이라고 생각합니다. 치매 예방이라는 관점에서도 부디 매일 식탁에 올랐으면 하는 식재료입니다. 굳이 단점을 꼽자면 그 끈적끈적한 점액질이 입 주변에 묻었을 때 닦아내기 어렵다는 점 정도일까요?

낫토는 낫토균에 의해 만들어지는 발효식품입니다. ==원재료는 대두(大豆)이며, 영양성분으로는 우선 단백질이 풍부합니다. 탄수화물도 들어 있기는 하지만, 절반 이상이 식이섬유이기 때문에 혈당이 급격히 오르지 않습니다.==

또한 낫토에는 이소플라본(Isoflavone), 대두 사포닌(Saponin), 대두 펩타이드(Peptide), 레시틴, 낫토키나아제(Nattokinase) 등 건강에 기여하는 성분이 특히 풍부합니다. 그중에서도 인지 기능 개선과 깊은 관계가 있는 성분은 레시틴입니다. 레시틴은 뇌 세포막의 주요 성분인 동시에 뇌의 신경전달물질인 아세틸콜린의 재료이기도 합니다. 기억력을 유지하기 위해서도 빼놓을 수 없는 성분이지요.

또한 낫토키나아제는 혈전을 녹이기 쉽게 해주는 성분으로, 뇌경색이나 심근경색 예방에도 도움이 된다고도 알려졌습니다. 즉, 뇌혈관성 치매 예방으로 이어지는 것이지요.

낫토는 하루에 한 팩을 기준으로 매일 먹어도 좋습니다. 소스랑 겨자를 넣기 전에 오른쪽으로 100번, 왼쪽으로 100번, 숫자를 세면서 섞어주세요. 손을 빠르게 움직이는 동작과 숫자를 세는 동작, 2가지 동작을 동시에 하는 것은 뇌에 좋은 자극이 됩니다.

**열심히 섞어서 끈적끈적함이 증가하면 섞지 않고 먹는 낫토와 비교해볼 때 단연코 더 맛있는 낫토가 됩니다.** 왜 그럴까요? 낫토의 끈적끈적한 점액질에는 글루탐산(Glutamic acid)

이 숨어 있습니다. 글루탐산이라고 해도 인공적인 첨가물이 아니라 천연 감미료입니다. 낫토는 끈적해지면 해질수록 글루탐산이 증가해 한층 더 맛있어집니다.

만일 낫토가 싫다면 매일 한 가지, 낫토 이외의 발효식품을 먹도록 합시다. 된장국, 김치, 사워클라우트(독일식 양배추절임), 누카즈케(일본식 채소절임) 등. 이런 발효식품은 장을 치유하기 때문에 뇌에도 좋은 영향을 줍니다.

**포인트!**

낫토를 먹을 때는 오른쪽으로 100번, 왼쪽으로 100번 숫자를 세면서 섞으면 좋다.

## DK 식재료 ⑪
## 베리류·감귤류

**뇌의 산화를 막는다**

너무 단 과일은 간에 부담을 주고, 결과적으로 혈당 수치를 상승시킵니다. 하지만 단맛이 적고 혈당 수치가 급격히 오르지 않는 과일의 경우, 비타민이나 폴리페놀에 의한 장점이 단점을 뛰어넘는다고 할 수 있습니다.

그런 과일의 대표주자가 바로 베리류와 감귤류입니다.

예를 들어, 블루베리나 라즈베리 등 베리류 과일은 비타민을 많이 섭취할 수 있는 것은 물론, 안토시아닌(anthocyanin, 폴리페놀의 일종)도 풍부합니다. 비타민과 폴리페놀에 의한 항산화 작용은 몸과 뇌의 산화(녹)를 막아줍니다.

Chapter 1에서 설명했듯이 치매 예방에는 '염증', '독소',

'영양 부족'에 주의를 기울이는 것이 기본 중 기본입니다. 하지만 그것과 마찬가지로 '산화'를 막는 마음가짐도 중요합니다.

우리는 산소가 없으면 살 수 없지만, 산소를 이용할 때마다 약간이지만 산소보다 더 공격적인 '활성산소'가 생겨납니다. 활성산소는 적당량이 있으면 병원체나 암세포를 물리치지만, 너무 많이 증가하면 정상적인 세포를 공격해 손상을 입힙니다. 이러한 현상을 산화라고 합니다.

**활성산소가 뇌세포를 공격하면 뇌의 신경세포가 손상되고 사라지게 됩니다. 또한 활성산소가 너무 많이 증가하면 베타 아밀로이드도 증가하기 쉬워집니다.**
베리류는 활성산소가 만들어지는 것을 막거나, 이미 존재하는 활성산소를 제거해줍니다.

그런데 베리류이긴 하지만, 딸기는 잔류농약이 우려되는 경우도 많기 때문에 너무 많이 먹지 않는 편이 좋습니다. 또한 딸기는 품종에 따라 당도가 높은 것과 잘 익은 것 등은 GI 지수가 높은 경우도 있습니다.

감귤류에 대해서는 매우 흥미로운 연구 보고가 있습니다.

미야기현 오사키 시의 시민 1만 3,000명 이상을 대상으로 감귤류 섭취 상황을 조사한 결과, 감귤류를 거의 매일 먹고 있는 사람은 주 2회 이하 먹는 사람과 비교했을 때 치매 발병 리스크가 14% 저하되었다고 합니다. 또한 주 3~4회 먹는 사람도 주 2회 이하 먹는 사람보다 치매 리스크가 8% 저하되었다고 합니다.

감귤류에는 '노빌레틴(Nobiletin)'이라고 하는 플라보노이드(flavonoid, 폴리페놀의 일종)이 들어 있습니다. 노빌레틴에는 항산화 작용뿐만 아니라 신경세포에 작용해 기억력을 회복하거나, 베타 아밀로이드의 축적량을 줄인다고 하는 효과도 보고되고 있습니다.

그리고 최근에는 감귤류 중에서도 시콰사(Citrus depressa, 오키나와에서 재배, 레몬, 깔라만시와 유사)가 주목받고 있습니다. 그것도 그럴 것이 시콰사는 노빌레틴 함유량이 월등하게 많기 때문입니다.

시콰사 주스는 다양한 제품들이 출시되고 있는데, 설탕 등 불필요한 것들이 들어 있지 않은 100% 시콰사 제품을 고르셨으면 합니다.

또한 노빌레틴은 감귤류의 껍질에 풍부하게 존재한다는 것이 알려졌습니다. 만약 무농약 시콰사를 발견했다면 잘게 썰어서 껍질까지 섭취하면 더욱 좋습니다.

**포인트!**

**감귤류는 무농약인 것을 골라서 껍질까지 먹는 것이 좋다.**

## OK 식재료 ⑫
# 녹차

**뇌를 릴렉스시키고 스트레스도 경감**

녹차란 찻잎을 발효하지 않고 찐 것으로, 일본의 녹차에는 옥로(玉露), 전차(煎茶), 반차(番茶), 호지차(ほうじ茶) 등이 있습니다.

녹차는 치매 예방에 효과적입니다.

시즈오카현립 대학 등의 연구에 따르면, 녹차에 함유된 '에피갈로카테킨 갈레이트(Epigallocatechin gallate)'라고 불리는 카테킨(Catechin, 폴리페놀의 일종)이 베타 아밀로이드의 응집을 억제한다고 합니다. 이 보고는 동물실험에 의한 것이지만, 향후 치매 환자에게서도 동일한 결과가 나올 것이라고 기대되고 있습니다.

녹차의 떫은맛의 근원인 '탄닌(Tannin)'도 폴리페놀의 일종으로, 차카테킨이라고도 불립니다. 탄닌은 콜레스테롤이나 지방의 흡수를 억제하고 항산화 작용에도 탁월합니다. ==뇌와 관련된 작용으로는 릴렉스 효과, 스트레스 경감, 뇌세포 활성화 등을 예로 들 수 있습니다.==

녹차는 물 대신 마셔도 괜찮지만 카페인 작용에는 주의가 필요합니다. 차를 마시면 화장실에 자주 가게 되는 사람은 카페인의 이뇨 효과가 강하게 나타나는 것이기 때문에 너무 많이 마시지 않도록 주의하시기 바랍니다.

또한 카페인에는 각성 효과가 있기 때문에 오후에 많이 마시게 되면 밤에 수면을 방해할 우려가 있습니다. 마시려면 오전 중에 마시거나, 적어도 오후 3시 전에는 끝마치는 편이 좋습니다.

**포인트!**

**베타 아밀로이드의 축적을 억제할 가능성도 있는 녹차는 오전 중이나 오후 3시까지 마시는 편이 좋다.**

## DK 식재료 ⑬
## 레몬 과즙
**꾸준한 비타민 C 보충에 최적**

치매 예방과 개선을 위해서는 활성산소의 생성을 억제하는 것이 중요합니다. 비타민 A, C, E, 폴리페놀은 활성산소로부터 우리 몸을 보호하는 대표적인 성분입니다. 그중에서도 비타민 C의 혈중농도가 높은 사람은 인지 기능의 저하를 예방할 가능성이 있다고 합니다.

가나자와 대학의 연구 보고에 따르면, 치매 발병 리스크가 높다고 알려진 ApoE E4라는 유전자를 가진 여성들 중 비타민 C의 혈중농도가 높은 사람은 낮은 사람에 비해 치매 혹은 경도인지장애에 걸릴 리스크가 약 1/10로 감소했다고 합니다 (ApoE E4는 치매 발병의 강력한 위험인자입니다).

하지만 비타민 C는 섭취가 어려운 영양소입니다. 왜냐하면 식품 안에 들어 있는 비타민 C는 수용성이기 때문에 모처럼 입 안에 들어가도 2시간이 지나면 사용되지 않은 분량은 소변으로 배출되기 때문입니다. 그러면 비타민 C의 혈중농도를 높게 유지할 수가 없습니다.

그래서 비타민 C를 자주 섭취하기 위해 제가 사용하고 있는 것은 바로 유기농 레몬 과즙입니다. ==물론 파프리카나 브로콜리, 유채꽃 등 레몬보다 비타민 C를 더 많이 함유한 채소도 여러 가지 있는데, 그것들을 제대로 먹는다는 것이 대전제입니다.== 그런 다음, 유기농 레몬 과즙을 보충적으로 활용하면 좋습니다.

유기농 레몬 과즙의 하루 섭취량은 20~30mL 정도입니다. 과즙이라고 해서 일일이 레몬을 짤 필요는 없습니다. 시중에 파는 병에 든 유기농 레몬 과즙이 간편합니다. 또한 레몬 껍질에는 농약이 남아 있는 경우가 있기 때문에 '유기농' 레몬이 필수입니다.

저의 추천은 '레몬수'입니다. 물에 레몬 과즙을 섞기만 하면 완성되지요. 마시면 몸도 뇌도 상쾌해집니다.

==레몬 과즙을 식사에 활용하려면, 튀김 혹은 노릇노릇하게 구운 고기나 생선에 곁들이는 것을 추천합니다. 염증의 원인 물질인 최종당산화물의 발생, 흡수를 억제할 수 있기 때문입니다.==

여럿이 큰 접시에 담긴 닭튀김을 먹을 경우, 이제 여러분이 그 자리의 모든 사람을 대표해서 접시에 곁들여 나온 레몬을 강하게 짜주시기 바랍니다. 주변 사람들의 뇌 산화를 막아주는 일이니, 일일이 허락을 구할 필요는 없습니다.

레몬의 효능은 비타민 C의 보충뿐만이 아닙니다.

레몬에는 칼륨이 포함되어 있기 때문에 여분의 나트륨을 배출시킬 수 있습니다. 철의 흡수를 돕는 작용을 하기 때문에 빈혈이 있는 사람에게도 추천합니다.

또한 체내에서 콜라겐을 만드는 데도 사용되기 때문에 피부가 좋아지는 효과도 기대해볼 수 있습니다. 면역계 기능에도 도움이 되며, 구취 예방과 피로 회복에도 효과가 있습니다.

이렇게나 훌륭한 레몬이지만 주의할 점이 있습니다.
레몬 과즙 원액이나 너무 진한 레몬수를 그대로 마시면 안 된다는 점입니다. 역류성 식도염 등이 있는 사람의 경우, 상태가 악화될 수도 있습니다. 마셨는데 속쓰림이 느껴진다면 그것은 농도가 너무 진했을 가능성이 큽니다.

또한 레몬에 들어 있는 구연산은 산성이기 때문에 치아의 표면을 부식시킬 우려가 있습니다. 레몬 과즙을 마신 후에는 물로 입안을 헹구도록 합시다.

**포인트!**

금세 몸 밖으로 배출되는 비타민 C는 유기농 레몬 과즙이 있다면 자주 섭취할 수 있다.

## OK 식재료 ⑭
# 군고구마
**달콤하지만 신기하게도 혈당 수치는 오르지 않는다**

최근, 군고구마 붐이 불고 있습니다. 마트나 슈퍼 매장에서는 군고구마가 불티나게 팔리고 있습니다. 따끈따끈한 군고구마는 그대로 먹으면 혈당 수치가 올라갑니다.

하지만 조금만 신경 써서 먹으면 혈당 수치가 급격하게는 오르지 않게 됩니다. 그것은 바로 실온에서 군고구마를 충분히 식힌 다음에 먹는 것입니다.

군고구마를 식히면 '저항성 전분(레지스턴트 스타치)'이라고 하는 물질이 증가합니다. 저항성 전분이란, 소화되기 힘든 상태로 변화한 식이섬유와 같은 상태의 당질을 말합니다. 저항성 전분은 흡수도 느리기 때문에 혈당 수치를 완만하게 상승시킵니다.

차가운 군고구마도 아이스크림처럼 의외로 맛있습니다. 군고구마를 식힐 때는 일단 실온에서 식힌 후 냉장고에 넣어두면 됩니다.

고구마라고 하는 식재료 자체는 절대 나쁘지 않습니다. 고구마에는 수용성과 불용성 식이섬유가 균형 있게 들어 있어서 장내 환경 개선에는 안성맞춤입니다.

또한 비타민 C가 많기 때문에 항산화 작용도 기대해볼 수 있습니다. 감자나 곡류와 비교해봤을 때 혈당 수치도 급격히 오르지 않습니다. 하지만 달콤한 품종의 고구마는 당질도 많기 때문에 주의가 필요합니다.

**포인트!**

달콤한 과자가 먹고 싶다면 달콤한 데다가 혈당 수치는 급격히 오르지 않는 차갑게 식힌 군고구마를 추천한다.

Chapter
# 4

# 뇌를 보호하는 식사법과 조리법에 대한 기본 사고방식

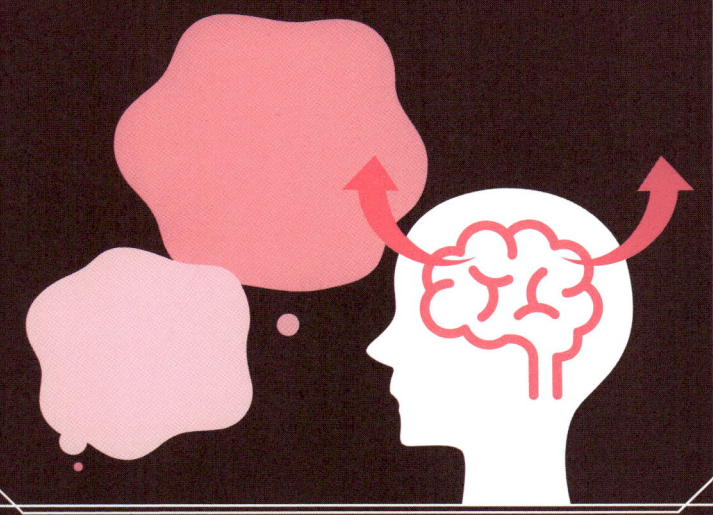

## 대식가는 치매뿐만 아니라 각종 질병에 대한 리스크가 높다

인지 기능의 저하로 과식을 하게 되는 사람이 적지 않습니다. 적당량을 알지 못하게 되고, 포만감을 느끼기 어려워지며, 이미 식사를 한 사실을 잊어버리는 등 이유는 다양합니다. 무엇보다 현대 사회에서는 치매가 아니더라도 적당한 식사량을 알지 못하게 된 사람도 많습니다.

건강을 위해서는 '배 속 80% 선'을 지키는 것이 매우 중요합니다. 배 속 80% 선이라는 것은 '조금 더 먹고 싶다'라고 생각하는 단계에서 식사를 마치는 것입니다. 배가 부를 때까지 먹는 것이 당연한 사람은 배 속의 80% 선에서 식사를 끝내면 처음에는 부족하다고 느끼거나 공복감에 시달릴지도 모릅니다.

'이것으로는 식사를 한 것 같지가 않아', '조금만 더 먹어도 아무렇지도 않겠지'라고 유혹에 빠질 수도 있겠지요. 그래도 배 속의 80% 선에서 멈추는 것의 장점은 많습니다. 대표적인 것이 다음의 3가지입니다.

> **배 속 80% 선의 장점**
> ◇ 장 등 소화기 계통에 부담이 가지 않는다.
> ◇ 혈당 수치가 너무 오르지 않는다.
> ◇ 수면의 질이 상승한다.

장을 보호하는 것과 혈당 수치를 급격하게 올리지 않는 것이 치매 예방에 효과적이라는 것은 이미 몇 번이나 설명했지만, 수면의 질을 높이는 것도 치매 예방에 효과적입니다.

==수면이 양호한 사람에 비해 문제가 있는 사람은 알츠하이머 치매 발병률이 1.55배, 인지 기능 악화는 1.65배나 높다고 합니다.== 실제로 잠을 푹 자면 뇌의 피로가 줄어들거나 뇌가 건강해진 것 같은 느낌을 경험해본 적 있으실 것입니다.

일본에는 '배 속 80% 선까지만 먹으면, 의사가 필요 없다'라는 격언이 있습니다. 이 말대로, 과식을 그만두면, 비만뿐만 아니라 각종 질병과 멀어질 수 있습니다. 치매도 마찬가지입니다.

**포인트!**

식사량은 '조금 더 먹고 싶다'라는 생각이 드는 정도가 적당하다.

## 여러 종류의 채소를 일단 많이 먹는다

채소를 충분히 섭취하는 것은 여러분이 식생활에서 꼭 신경 써주셨으면 하는 기본 중의 기본입니다.

채소에는 뇌세포의 기능을 최적화해주는 비타민과 미네랄이 함유되어 있습니다. 치매 예방을 위한 비타민과 미네랄의 중요성은 Chapter 1에서 언급한 바와 같습니다.

비타민과 미네랄 이외에도 채소에는 식이섬유가 들어 있고, 카테킨이나 안토시아닌 등의 폴리페놀, 아스타잔틴이나 라이코펜(Lycopene) 등의 카로티노이드(Carotinoid), 알리알리(Allicin)이나 이소티오시아네이트 등의 함황화합물이라고 하는 강력한 항산화력을 갖고 있는 '파이토케미컬'도 풍부합니다.

하지만 파이토케미컬은 식물의 세포 속에 숨어 있으며, 세포는 세포벽에 의해 보호되고 있습니다. 세포벽을 파괴하지 않으면 모처럼 섭취한 좋은 성분을 활용할 수 없습니다. 또한 채소의 세포가 파괴되고 나서 항산화력을 갖기까지 다소 시간이 걸립니다. 따라서 채소는 가능한 한 잘게 썬 다음, 15분 정도 기다린 후 조리하도록 합시다.

물론 채소에도 당질은 들어 있습니다. 하지만 혈당 수치에 영향을 줄 만큼은 아니기 때문에 신경 쓸 필요는 없습니다. 다양한 종류의 채소를 듬뿍 드셨으면 좋겠습니다.

**포인트!**

비타민, 미네랄, 파이토케미컬이 풍부한 채소는 일단 듬뿍 먹도록 하자. 잘게 썰어서 먹는 것을 추천한다.

# 강력한 항산화력이 뇌를 보호하는 파이토케미컬

| | | |
|---|---|---|
| 폴리페놀 | 안토시아닌 | 블루베리 |
| | 이소플라본 | 대두 |
| | 플라본(Flavone) | 셀러리, 파슬리, 피망 |
| | 카테킨 | 녹차, 카카오 |
| | 플라보놀(Flavonols) | 브로콜리, 양파 |
| 카로테노이드 | 베타카로틴 | 당근, 단호박, 토마토 |
| | 라이코펜 | 토마토 |
| | 루테인 | 시금치, 브로콜리 |
| 함황화합물 | 알리신 | 마늘, 양파, 파, 부추, 락교 |
| | 이소티오시아네이트 | 무, 양배추, 배추, 브로콜리, 고추냉이 |
| | 설포라판<br>(이소티오시아네이트 계통) | 브로콜리, 양배추, 케일 |

채소 각각에 다양한 파이토케미컬이 함유되어 있다. 비록 매일 다양한 종류의 채소를 요리해서 먹는 것은 힘이 드는 일이나, 매일 제철의 다양한 채소를 먹으면 건강에 좋다. 채소는 잘게 썰거나 잘 씹어서 먹으면 파이토케미컬의 항산화력을 한층 더 많이 받아들일 수 있다. ※ 저자 조사

## 오감을 사용해 정성스럽게 식사를 맛보다

뇌에 대한 좋은 자극이 치매 예방과 개선에 효과적이라는 것은 다들 알고 계실 것입니다. 뇌에 대한 자극은 오감, 즉 시각, 청각, 후각, 촉각, 미각을 통해 들어옵니다. 조리를 하거나 식사를 할 때도 미각뿐만 아니라 오감 전부를 통한 자극을 즐겨봅시다.

먼저 시각을 통한 자극입니다. 항상 요리의 겉모습에 신경을 써봅니다. 식재료를 사러 갈 때도 재료를 찬찬히 관찰하고, 완성된 요리를 담을 때도 가능한 한 아름답게 플레이팅 해봅시다.

다음으로 청각입니다. 요리의 소리에 귀를 기울여봅니다. 재료를 자를 때 울려 퍼지는 도마소리, 가열할 때 프라이팬에서 들리는 기름의 소리, 접시와 젓가락이 서로 맞닿는 소리…. 주방과 식탁은 소리의 향연입니다.

후각으로 향도 즐겨봅니다. 재료의 향은 조리하는 과정에서 깜짝 놀랄 정도로 변화합니다. 그리고 ==따뜻한 요리는 따뜻할 때, 차가운 요리는 차가울 때 먹는 것도 오감을 즐겁게 하는 방법입니다.== 혀와 입안, 그리고 손끝의 촉각으로 온도를 느껴봅시다.

식사는 허겁지겁 빠르게 많이 먹는 것이 아니라 정성스럽게 맛보는 것입니다. 주변의 사랑하는 가족이나 친구들과 천천히 시간을 들여 식사하고 대화를 나누며 뇌에 좋은 자극을 주도록 합시다.

**포인트!**

**조리하거나 식사를 할 때는 미각뿐만 아니라 오감을 전부 활용한다.**

## 많이 씹으면 과식을 예방할 수 있고 뇌의 혈류도 증가한다

 여러분도 어렸을 적에 부모님으로부터 '잘 씹어서 먹어라'라는 말을 들어본 적 있으실 것입니다. 하지만 어른이 되면 많은 사람들이 씹는 시간을 아까워하며, 식사를 마치는 시간도 점점 빨라집니다. 하지만 빠르게 먹는 것은 비만으로 이어지며, 비만은 생활습관병이나 치매로도 이어집니다.

 식사를 시작해서 배부르다고 느끼기까지 기본적으로 20분은 걸린다고 합니다. 하지만 많이 씹으면 뇌에 '많이 먹고 있다'라는 인식을 줄 수 있기 때문에 더 빨리 포만감을 느낄 수 있습니다.

 반대로 충분히 씹지 않고 10분 안에 식사를 마치는 경우는 아직 포만감이 들지 않아 무의식적으로 디저트를 잔뜩 먹고 마는 것입니다.

많이 씹으면 뇌 속 혈류가 증가한다는 사실도 밝혀졌습니다. 도쿄 건강장수 의료센터 연구소에서는 '많이 씹으면 뇌의 혈류량이 약 50% 증가하는 반면, 잘 씹지 않으면 해마의 신경세포가 약 30% 감소한다'라고 보고하고 있습니다.

==뇌 속에 혈류가 증가하면 뇌나 신경세포에 신선한 산소나 영양소를 제대로 공급할 수 있는 것은 말할 것도 없고, 베타 아밀로이드 등 뇌내 노폐물을 원만하게 배출시켜 노폐물이 쌓이는 것을 막을 수 있습니다.==

그렇다면 어느 정도 씹으면 좋을까요? 이상적인 횟수는 한 입당 30회입니다. 고체형 음식물을 입에 넣었을 때뿐만 아니라, 물을 마실 때도 씹는 상상을 하며 마시는 것을 추천합니다.

앞서 설명했듯이 도쿄 건강장수 의료센터 연구소에 따르면, '씹는 상상'을 하는 것만으로도 뇌의 신경이 활성화한다고 합니다.

 늘 10분 안에 서둘러 식사를 끝마치는 분들은 지금부터라도 많이 씹고 30분에 걸쳐서 먹는 습관을 들여보시면 어떨까요?

 한 끼에 20분이라는 긴 시간을 들인다고 했을 때, 하루에 세 끼 먹었을 때, 식사 시간으로 60분이 필요합니다. 스마트폰 게임을 하는 시간, 인터넷 서핑을 하는 시간을 약간만 줄인다면, 도저히 낼 수 없는 시간은 아닐 것입니다.

**포인트!**

**많이 씹어서 식사하면 뇌의 혈류가 증가하고, 뇌의 신경세포가 건강해지며, 뇌의 노폐물도 배출시킬 수 있다.**

## 고온 조리보다 저온 조리로, 특히 중탕이 좋다

 몸속에서 염증을 일으키는 최종당산화물이라는 악성 물질은 치매의 최대 적입니다. 최종당산화물은 주로 우리 몸속 단백질에 포도당이 달라붙는 과정에서 변성이 되어 생성되는데, 조리하는 과정에서도 발생합니다.

 ==조리 시, 튀기거나 구울 경우에는 찌거나 끓일 때보다 최종당산화물이 5~10배 더 높아집니다.== 예를 들어, 바삭하게 구운 베이컨이나 맛있어 보이는 눈은 자국이 있는 소시지에는 최종당산화물이 매우 많이 들어 있습니다.

 대부분의 가공육의 경우, 오랫동안 보관할 수 있도록 제조 과정에서 수분을 제거했기 때문에 당질과 단백질이 결합하기 쉽습니다. 이로 인해 최종당산화물이 많아지는 것이지요. 그런 데다가 먹기 전에 고온으로 조리를 하면 최종당산화물이 더욱 증가하게 됩니다.

최종당산화물은 치매 리스크를 높이기 때문에, 평상시 가능한 한 저온에서 조리할 수 있도록 신경 쓰도록 합시다. 튀기거나 굽거나 볶기보다는 찌거나 끓이는 것이 안전하고, 저온인 55~95도에서 중탕을 하면 더 좋습니다.

==특히 날고기를 조리할 때는 밀봉할 수 있는 비닐에 넣어 중탕을 하는 것이 가장 좋습니다.== 최종당산화물이 발생하기 어려울 뿐만 아니라 비닐 속에서 맛도 향도 더 확실히 남기 때문에 고기 본래의 감칠맛을 맛볼 수 있습니다.

단, 날고기나 날생선을 저온 조리할 때는 살균에 특히 신경 써야 합니다. 나쁜 균이 남아 있으면 염증의 원인이 되거나, 장내 환경을 악화시키기 때문에 치매 예방에 좋지 못한 영향을 줍니다.

고기를 살균할 때는 75도에서 1분 이상 가열할 필요가 있습니다. 고기의 표면뿐만이 아닙니다. 안쪽도 포함해 고기 전체를 75도에서 1분 이상 가열할 필요가 있습니다. 고기의 안쪽 부분의 온도를 잴 수 있는 온도계가 있으면 더욱 정확하게 고기 온도를 확인할 수 있습니다.

그런데 아무리 최종당산화물을 늘리고 싶지 않다고 해도 매일 세 끼 모두 저온 조리를 한다는 것은 어려운 일이지요. 가끔은 튀김도 먹고 싶고, 가족이나 동료들과 함께 고기를 구워 먹고 싶을 때도 있을 테고요. 그럴 때는 레몬즙이나 식초를 뿌려 먹으면 최종당산화물의 발생과 흡수를 어느 정도 억제할 수 있습니다.

**포인트!**

**저온 조리 중에서도 중탕을 추천한다. 최종당산화물 대책에 효과적일 뿐만 아니라, 재료의 맛과 향이 달아나지 않는다.**

## 가열 조리할 때 사용할 수 있는 기름은 올리브유 단 한 가지뿐

앞에서 가열 조리를 할 때는 '찌거나, 삶거나, 중탕'을 추천한다고 설명했습니다. 하지만 그래도 때로는 볶거나 튀기고 싶을 것입니다. 그럴 때 빼놓을 수 없는 것이 바로 기름입니다.

기름은 지방의 주성분인 지방산의 종류에 따라 오메가9 계열, 오메가6 계열, 오메가3 계열로 나눌 수 있습니다.

==기름 중 특히 추천하는 것은 오메가9 계열인 올리브유입니다. 오메가9에는 콜레스테롤 수치를 낮추는 효과가 있고, 고혈압, 동맥경화, 변비 등을 예방하는 효과도 기대할 수 있습니다.== 즉, 치매 리스크인 염증이나 장내 환경 악화를 막을 수 있다는 것이지요.

올리브유에는 올리브 열매만을 짜낸 '엑스트라 버진'과 정제된 '퓨어 오일'이 있습니다. 엑스트라 버진 쪽이 맛과 향이 강하고 잘 산화되지 않는다는 특징이 있습니다. 건강에 관한 효과가 기대되는 미량 성분(아주 적은 양이지만 꼭 필요한 영양소)도 충분하게 남아 있습니다.

식용유나 참기름은 오메가6 계열이 많은 기름입니다. 오메가6는 너무 많이 섭취하면 염증을 일으키거나 알레르기 증상이 나타나거나, 양성 콜레스테롤이 줄어드는 등 치매 리스크가 상승할 우려가 있습니다.

아마씨유나 들기름은 오메가3 계열인 기름입니다. DHA나 EPA로 대표되는 오메가3 계열도 건강에도 치매 예방에도 플러스로 작용하는 좋은 기름이지요. 하지만 오메가3는 열에 약하고 산화되기 쉽다는 단점이 있습니다. ==오메가3 계열의 기름을 가열 조리 시 사용하는 것은 금물입니다.==

가열조리에 사용하는 기름은 엑스트라 버진 올리브유 딱 한 가지뿐이라고 해도 과언이 아닙니다. 또한 기름이 산화하게 되면 과산화지질이라고 하는 유해물질이 발생합니다. ==따라서 산화되지 않도록 너무 큰 용량의 제품은 고르지 않도록 하고, 최대한 빨리 소진하는 것이 중요합니다.==

 기름은 가열조리뿐만 아니라 샐러드의 드레싱으로도 사용해도 좋고 요리의 마무리에 곁들일 수도 있습니다. 치매 예방에는 탄수화물 제한이 권장됩니다. 하지만 그러면 에너지가 부족할 수도 있기 때문에 기름을 적극적으로 활용해서 부족한 에너지를 보충할 수 있습니다.

> **포인트!**
>
> **가열 조리에 사용하는 기름은 엑스트라 버진 올리브유 한 가지뿐.**

## 당질을 그대로 먹지 말고 계란이나 기름과 조합해 먹는다

중요해서 몇 번이고 반복해서 강조하지만, 혈당치의 급격한 상승은 치매 리스크를 높이는 최대 요인 중 한 가지입니다. 특히 식후 혈당 수치를 컨트롤하는 것은 치매 예방에서 큰 의미를 지니고 있습니다.

식사 순서 요법처럼 탄수화물을 먹기 전에 채소를 먹는 습관을 들이면 식후 혈당 수치가 완만하게 오르게 됩니다. 혹은 당질을 단백질이나 지방과 함께 먹는 것도 소화 흡수하는 속도를 늦추기 때문에 식후에 혈당 수치가 상승하는 것을 억제하는 데 효과적입니다.

밥은 그대로 먹는 것보다는 날계란을 올려서 먹거나, 아니

==면 계란 볶음밥처럼 볶아서 먹으면 당질의 소화 흡수가 천천히 이루어집니다.== 빵은 빵 자체만 먹기보다는 올리브유를 찍어서 먹는 것이 좋습니다. 당질은 기본적으로는 줄이는 것이 가장 좋지만, 그래도 너무 먹고 싶은 경우에는 이처럼 신경쓰면서 먹을 필요가 있습니다.

또한 찹쌀떡 같은 전통 과자에는 기름이 거의 사용되지 않습니다. 밥이나 빵과 마찬가지로 그것만 먹으면 혈당 수치가 급격하게 상승할 우려가 있지요. ==찹쌀떡을 먹을 때는 먼저 올리브유 한 스푼을 먹거나 코코넛오일이 들어간 방탄 커피를 마시는 것을 추천합니다.==

> **포인트!**
>
> 계란이나 기름을 잘 활용해서 탄수화물만을 먹는 일은 없도록 한다.

## 탄수화물과 기름을 함께 먹으면 혈당 수치가 완만하게 상승한다

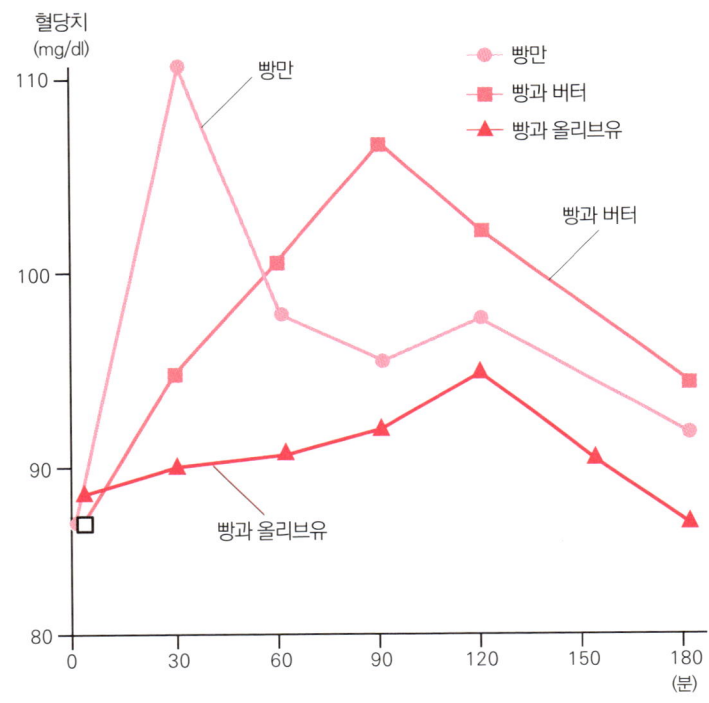

빵만 먹은 경우와 빵에 버터를 바르는 경우, 빵에 올리브 유를 찍는 경우의 혈당 수치 변화를 비교한 데이터이다. 빵만 먹은 경우는 30분 동안 혈당이 급격하게 상승했지만, 버터나 올리브유를 곁들였더니 완만하게 상승했고, 최고 혈당 수치도 낮아졌다.

※ 참고문헌 : E Gatti et al. Differemtial effect of unsaturated oils and butter on blood glucose and insulin response to carbohydrate in normal voluteers. Eur J Clin Nutr. 1992 Mar;46(3):161-6

## 식사 순서를 바꾸는 것만으로도 치매 리스크는 낮아진다

　프랑스 코스 요리에서는 애피타이저, 샐러드, 수프, 고기나 생선을 주재료로 한 메인 요리, 달콤한 디저트와 같은 흐름으로 제공되는 경우가 많습니다. 이 흐름은 치매를 막기 위해서나 건강을 지키기 위해서도 매우 이치에 적합합니다.

　당뇨병 치료에서는 '식사 순서 요법'이 사용되는 경우가 있습니다. 이 요법에서는 마치 코스 요리처럼 '채소 → 스프 → 단백질 → 당질' 순으로 먹는 것이 권장됩니다.

　이 순서를 지키면, 예를 들어 일본식 정식의 경우 '채소 나물 → 된장국 → 구운 생선 → 밥'과 같은 순서로 먹는 것입니다.

혈당 수치는 끊임없이 변합니다. 특히 식후에 혈당 수치가 최고치에 달하면, 심근경색이나 뇌경색 등의 심혈관 계통 질환의 발병 리스크가 높아진다고 말합니다. 그런데 올바른 식사 순서대로 먹으면 식후 혈당 수치가 급격하게 상승하는 것을 막는 효과가 있다는 것이 여기저기서 증명되고 있습니다.

관리영양사, 농학박사, 일본 당뇨병 요양지도사라는 직함을 가진 이마이 사에코(今井佐恵子) 씨의 실험도 그중 하나입니다.

이마이 씨는 식사 요법 치료만 받는 당뇨병 환자들을 대상으로 '채소 → 쌀밥' 순서로 먹는 식사와 '쌀밥 → 채소' 순서로 먹는 식사를 양쪽 모두 실험했습니다.

그리고 식후 혈당 수치와 인슐린의 양을 측정한 결과, =='채소 → 밥' 순으로 먹은 쪽이 '밥 → 채소'의 경우보다 혈당 수치나 인슐린의 양을 20~30% 정도 억제할 수 있었습니다.==

채소를 먼저 먹은 쪽이 혈당 수치가 완만하게 상승하고, 인슐린도 절약할 수 있었던 것입니다. ==인슐린이 과다 분비되면==

==결국 인슐린은 잘 듣지 않게 됩니다. 인슐린이 작용하기 어려워지면 베타 아밀로이드의 축적도 진행되지요.==

 당뇨병을 막기 위해서나 치매를 막기 위해 채소를 가장 먼저 먹는 '채소 퍼스트', 그리고 탄수화물을 가장 마지막에 먹는 '카보(탄수화물) 라스트'가 정답입니다. 채소 반찬을 시간을 들여 꼭꼭 씹어 먹고, 밥과 같은 탄수화물은 가장 마지막에 조금 먹는 것으로 충분합니다.

> **포인트!**
>
> 코스 요리와 같은 순서로 먹고, **밥은 가장 마지막에 조금만 먹는다.**

# 먹는 순서를 바꾸기만 해도
# 혈당 수치의 급격한 상승을 억제할 수 있다

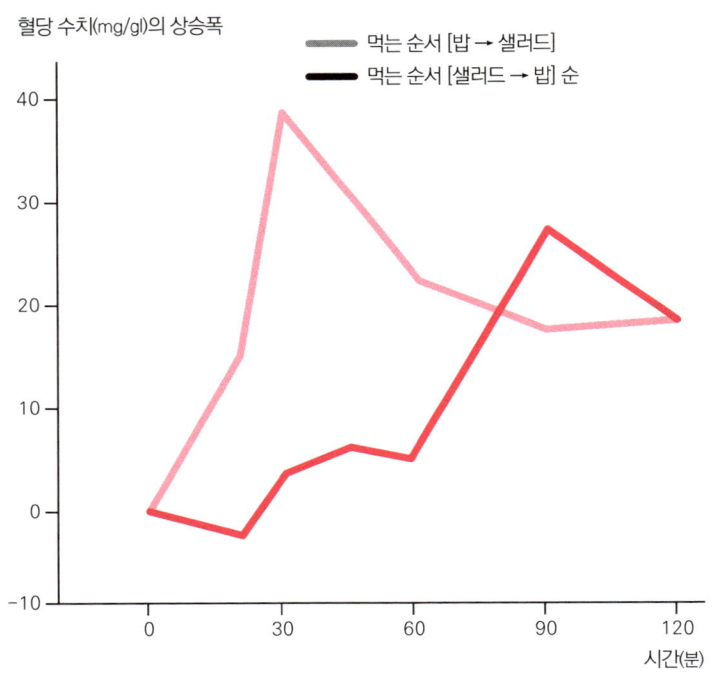

건강한 남녀 10명이 '밥 → 샐러드' 순으로 먹는 경우와 '샐러드 → 밥' 순서로 먹는 경우의 혈당 수치 변화다. 밥을 먼저 먹으면 식후 30분 안에 혈당이 급격하게 상승한다. 하지만 샐러드를 먼저 먹으면 혈당은 90분에 걸쳐서 완만하게 상승하며 최고 혈당 수치도 낮게 억누를 수 있다.

※ 참고자료 : 일반사단법인 일본당뇨병학회 당뇨병 53 (2), 96-101, 2010

# 저항성 전분의
# 신기한 비밀

 Chapter 3 '군고구마' 편에서도 다뤘듯이 탄수화물은 가열한 뒤 식히는 과정에서 '저항성 전분'이라고 하는 물질로 바뀝니다.

 저항성 전분은 전분질(당질)이지만, 구조 변화를 일으킨 전분질은 소화되기 어려운 성분이 됩니다. '소화되기 어렵다'라는 것은 '포도당으로 분해되기 어렵다, 흡수되기 어렵다', 즉 '혈당 수치가 잘 오르지 않는다'라는 뜻입니다.

 저항성 전분은 그저 혈당 수치가 잘 오르지 않는 데 그치지 않습니다. 저항성 전분은 비피두스균(bifidus菌)이나 뷰티르산균(butyric acid菌) 등 장내 유익균의 먹이가 되어 장 기능을 개선할 가능성이 있습니다. 장내 환경이 좋아지면 뇌에도 좋은 영향을 미치게 됩니다.

또한 포만감을 주는 인슐린 감수성이 개선되고 지방이 연소하게 되는 등의 효과도 있습니다. 이러한 장점도 간접적으로 뇌 건강에 도움이 된다고 할 수 있습니다.

저항성 전분에 대해서는 흥미로운 이야기가 있습니다.
파푸아뉴기니의 키타바(Kitava)라고 하는 섬의 주민 중 대부분은 치매에 걸리기 쉬운 'ApoE E4'라고 하는 유전자를 가지고 있습니다. 하지만 실제로는 키타바 섬 주민들이 치매 발병률은 낮습니다.

**왜 치매에 걸리지 않는 것일까요? 그 이유는 섬 사람들이 전통적으로 얌, 고구마, 토란 등의 탄수화물을 저항성 전분이 많은 상태에서 섭취하고 있기 때문이라고 합니다.**

저항성 전분은 고구마나 감자 등 뿌리 채소류와 콩류, 쌀 등을 조리한 후 식힐 때 증가합니다. 따라서 치매를 예방하고 싶다면 갓 지은 밥이 아닌 일단 식힌 후에 먹는 것이 좋습니다.

식은 밥은 맛이 없다는 분들은 일단 식힌 밥을 전자레인지에 가열해서 먹는 것도 괜찮습니다. 한번 저항성 전분이 증가하면 설령 재가열을 한다고 해도 갓 지은 밥보다는 저항성 전분이 많은 상태가 유지됩니다.

**포인트!**

뇌가 좋아하는 것은 갓 지은 밥이 아니라 식은밥이다. 일단 식힌 다음에 전자레인지에 돌려도 OK.

## 탄수화물, 지방, 단백질을 이상적인 비율로 균형 있게 섭취

우리 몸이나 뇌를 만드는 데 필요한 영양소 중에 가장 중요한 것이 탄수화물, 지방, 단백질입니다. 이것을 3대 영양소라고 하지요. 탄수화물, 지방 단백질은 '에너지 생산 영양소'라고도 불리는데, 이것들을 얼마나 섭취하는지에 따라 우리가 하루에 섭취하는 에너지가 결정됩니다.

3가지 영양소의 비율을 '에너지 생산 영양소 균형'이라고 부릅니다. 이 균형의 경우, 치매 예방에 가장 적합한 비율이 따로 존재합니다.

후생노동성은 건강한 식사를 위한 이상적인 에너지 생산 영양소 균형을 발표했습니다. 그것에 따르면 탄수화물 50~65%,

지방 20~30%, 단백질 13~20%로 구성되어 있습니다.

하지만 치매 예방을 고려한다면 이러한 균형의 경우, 탄수화물(당질)의 양이 너무 많습니다. Chapter 1에서 설명했듯이 ==치매의 원인이 되는 염증을 피하기 위해서는 당질이 너무 과하지 않도록 주의할 필요가 있습니다.==

단백질 섭취 비율은 후생노동성이 권장한 20% 정도면 충분합니다. ==단백질을 과하게 섭취하면 소화에 부담이 커지고 장내 환경에 악영향을 주게 됩니다.== '리코드법'에서는 나머지 80%를 지방 65%, 탄수화물 15%를 기준으로 삼을 것을 권장하고 있습니다.

신체 활동 수준이 보통인 성인이라면 여성의 경우, 하루에 필요한 에너지의 양은 2,000kcal, 남성의 경우 약 2,600kcal입니다. 그것을 '탄수화물 15%, 지방 65%, 단백질 20%'로 분배해봅시다.

> **에너지 생산 영양소 균형 목표**
> ◇ **여성의 에너지 필요량 2,000kcal 분배**
>   탄수화물 300kcal(75g)
>   지방 1,300kcal(144.4g)
>   단백질 400kcal(100g)
> ◇ **남성의 에너지 필요량 2,600kcal 분배**
>   탄수화물 390kcal(97.5g)
>   지방 1,690kcal(187.8g)
>   단백질 520kcal(130g)

2019년 '국민건강·영양조사'에 의하면 평균적으로 40대 여성은 하루에 탄수화물 220.4g, 지방 59.1g, 단백질 65.9g을 섭취하고 있습니다(총 섭취 칼로리는 1,729kcal).

남성의 경우에는 탄수화물 274.3g, 지방 69.7g, 단백질 79.2g을 섭취하고 있습니다(총 섭취 칼로리는 2,172kcal). 남녀 모두 탄수화물을 기준양보다 3배 가깝게 더 먹고 있는 셈이지요.

탄수화물의 섭취를 갑자기 1/3로 줄이는 것은 매우 어려운 일로, ==갑자기 당질을 줄이게 되면 머리가 멍해지거나 기운이==

없어지는 경우도 있습니다.

처음에는 '조금 당분을 덜 먹어볼까?'라는 정도도 괜찮습니다. 중요한 것은 작은 다짐을 지속하는 것입니다.

**포인트!**

탄수화물 섭취를 무리하지 않는 선에서 조금씩 줄여나가고, 최종적으로는 지금의 1/3 정도로 줄인다.

# 탄수화물, 지방, 단백질의 균형 목표

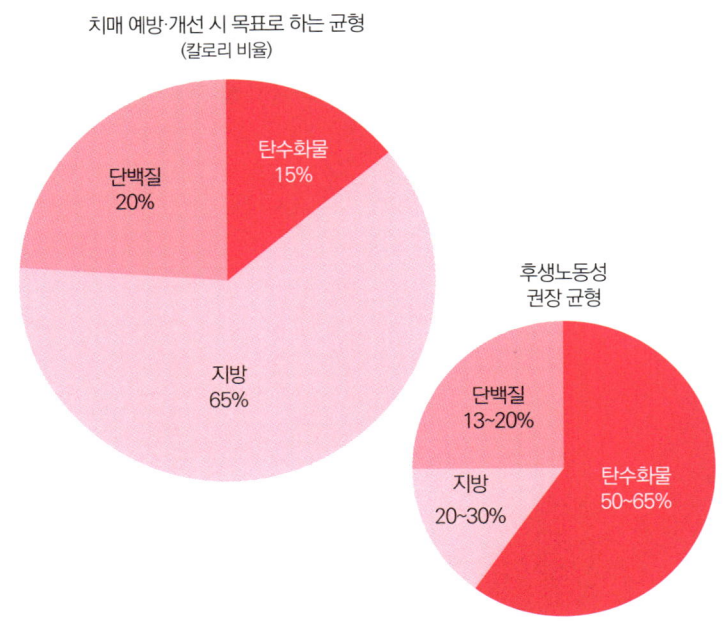

일반적인 에너지 생산 영양소 균형은 남녀 모두 탄수화물 50%, 지방 30%, 단백질 20% 정도로, 후생노동성이 권장하는 균형과 이미 일치하지만, 치매를 막으려면 탄수화물을 1/3 이하로 줄일 필요가 있다.

※ 참고자료 : 후생노동성 '1-5 에너지 생산 영양소 균형'

## 고기나 생선 뼈를 고아낸 육수를 하루에 한 잔씩 마시면 좋다

최근에 건강 정보에 민감한 사람들 사이에서 '본 브로스(Bone Broth)'가 유행하고 있습니다. 본 브로스란 소, 돼지, 닭, 생선 등의 뼈(본)에서 추출해낸 육수(브로스)를 말합니다.

뼈를 푹 고아내면 콜라겐, 젤라틴, 아미노산, 미네랄, 비타민을 듬뿍 들어 있는 데다가 풍미 또한 깊은 스프가 완성됩니다. 콜라겐은 피부를 매끄럽고 젊어지게 만드는 데 그치는 성분이 아닙니다. 튼튼한 뼈와 근육을 만들고 관절의 움직임을 좋게 해주는, 나이 들어서도 자신의 다리로 걸을 수 있도록 해주는 필수 요소입니다.

'와병 생활을 하면 치매에 걸리기 쉽다'라는 말을 들어본 적

==있으실 테지요. 이와는 정반대로 '자신의 다리로 잘 걸으면 치매에 걸리기 어렵다'라는 사실도 도쿄 건강장수 의료센터 연구소의 연구에 의해 밝혀졌습니다.==

또한 최근에는 닛타 젤라틴 주식회사가 콜라겐에 의해 뇌가 젊어질 가능성이 있다는 사실을 발표했습니다. 그 발표에 의하면, 사내 모니터 요원 남녀 30명을 대상으로 하루에 콜라겐 펩타이드 5g을 1개월 동안 섭취했더니 뇌 건강 지표 점수가 올랐다고 합니다.

본 브로스를 만드는 방법은 매우 간단합니다.

먼저 고기가 붙어 있는 뼈와 양파, 생강, 마늘 등 여러 채소를 재료가 잠길 정도 양의 물에 넣고 적당량의 식초와 소금을 첨가해 바글바글 끓입니다. 내용물이 끓으면 약불로 줄여서 90분 정도 푹 고아준 다음(압력솥이나 냄비라면 더욱 좋습니다), 마지막에 채반이나 면 보자기 등으로 걸러주면 완성입니다. 본 브로스는 냉장고에서는 2~3일 정도, 냉동실에서는 3주 정도 보관할 수 있습니다.

뇌를 보호할 수도, 자라게 할 수도 있는 중요한 치매 예방 스프는 한 번에 많이 만들어놓고 매일 한 잔씩 빼먹지 않고 마시는 습관을 들이면 좋습니다. 예를 들어, 매일 먹는 된장국을 이 본 브로스 베이스로 만들어도 맛있습니다.

## 뇌를 기쁘게 하는
## 간단 수제 '본 브로스' 만들기

**만들기 쉬운 분량**

(완성된 양은 600mL 정도)

물 … 1L
고기가 붙어 있는 뼈(※1) … 500g
채소(※2) … 적당량
소금 … 반 작은술
식초 … 한 작은술

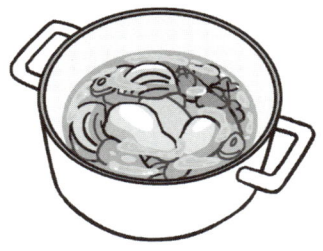

※1 닭 날개나 봉, 돼지 스페어립, 소꼬리가 사용하기 쉽다. 여러 종류를 섞어서 사용하거나 서더리(살점이 붙어 있는 생선 뼈)를 사용해도 좋다.
※2 기본은 양파 작은 것 1개(어슷썰기), 생강과 마늘은 1알씩(얇게 슬라이스), 파슬리 적당량. 양파 껍질이나 양배추 심 등 자투리 채소를 사용해도 좋다.

**만드는 방법**

**1** 뼈를 따라 고기에 칼집을 낸다. 채소는 여유가 있다면 잘게 썰어서 15분 정도 숙성한다.

**2** 냄비에 모든 재료를 넣고 중불로 끓여준다.

**3** 끓으면 약불로 줄인 다음 90분 정도 푹 고아준다. 거품은 제거하고 내용물이 졸아들면 물을 적당히 보충해준다.

**4** 불을 끄고 식힌 다음 거즈나 면 보자기 등으로 걸러주면 완성. 뼈에 붙은 살은 잘 발라낸 다음, 요리 등에 사용한다.

## 매일 식사 시간은 정확한 타이밍에

치매의 원인이 되는 베타 아밀로이드는 발병하기 20년 이상도 더 전부터 조금씩 축적되어갑니다. 즉, 치매를 예방하기 위해서는 매일 올바른 생활 습관을 쌓아나가는 것이 중요하다는 것이지요.

매일 식사를 어떠한 타이밍에 섭취하는지는 생활 습관 중에서도 특히 중요한 요소 중 한 가지입니다. 먼저 식사 시간이 매일 제각각이신 분은 가능한 한 같은 시간에 식사를 할 수 있도록 노력해보시기 바랍니다.

치매를 예방하는 식사 타이밍의 2가지 포인트가 있습니다.

**최적의 식사 타이밍**
◇ 잠들기 3시간 전까지 식사를 끝마친다.
◇ 저녁 식사 후 다음 날 아침 식사를 하기까지 12시간 공복 상태를 유지한다.

예를 들어, 저녁 7시에 식사를 끝낸 경우 취침은 10시 무렵에 하고, 다음 날 아침 식사는 7시 이후에 하는 것입니다.

왜 이러한 마음가짐이 뇌에 중요할까요?
먼저 잠들기 3시간 전에 식사를 끝마치는 것이 좋은 이유는 혈당 수치를 안정화시키고 인슐린 분비도 억제하기 위해서입니다.

잠들기 직전에 저녁밥을 먹고 혈당이 오른 채로 잠에 들게 되면 고혈당 상태, 인슐린이 분비되는 상태가 길게 지속됩니다. 인슐린이 대량으로 분비되면 인슐린 저항성의 원인이 되며 당뇨병과 치매 리스크가 상승합니다.

또한 배부른 상태에서 잠들게 되면 자는 동안에도 소화가 활발하게 이루어지기 때문에 수면의 질도 저하됩니다. ==뇌는 수면 중에 베타 아밀로이드 등의 노폐물을 씻어내고 기억을 정리하며 뇌의 기능을 회복시킵니다. 수면의 질 저하는 뇌에 막대한 손해를 끼칩니다.==

저녁 식사 후 3시간 동안은 목욕이나 독서, 혹은 가족과 대화를 즐기면서 보내셨으면 좋겠습니다.

다음으로, 저녁 식사 후 다음 날 아침 식사까지 12시간 공복을 유지하면 왜 좋을까요?

저녁 식사 후 다음 날 아침 식사까지 공복을 유지하면 포도당이 고갈됩니다. 포도당이 없어지면 그 대신에 '케톤체(ketone bodies)'라고 불리는 물질이 에너지원으로 사용됩니다.

〈Nutrients〉라고 하는 신경과학 계통 저널의 보고에 따르면, 케톤체가 에너지원으로 사용되면 뇌의 영양분이 되는 BDNf(뇌 유래 신경영양인자)가 많이 만들어진다고 합니다.

바쁜 현대인들이기에 처음에는 잠들기 3시간 전에 저녁 식사를 마치는 것이나 저녁 식사 후 다음 날 아침 식사하기까지

12시간 공복을 유지하는 것이 자신에게는 불가능하다고 생각할지도 모릅니다.

하지만 식사 타이밍이 뇌에 미치는 영향은 결코 작은 것이 아닙니다. 식사 시간을 먼저 결정한 다음, 그 시간에 맞춰 하루 스케줄을 짜 봅시다. 치매를 멀리하는 생활 습관을 들이기 위해서는 그러한 여유가 필요할 때도 있습니다.

**포인트!**

**식사 시간을 먼저 정하고 그것에 맞춰 하루 스케줄을 짜 본다.**

## 매일 몸무게를 재고 자신의 BMI를 알아둔다

치매는 너무 말라도, 너무 살이 쪄도 리스크가 상승합니다. 매일, 같은 시간에 몸무게를 재고 자신의 체중에 신경을 쓰는 것은 치매 예방에 필수입니다. 아침에 일어나서 화장실을 다녀온 후 체중계에 올라서는 습관을 들여봅시다.

자신의 몸무게가 가벼운지, 무거운지를 정확하게 판단하는 데는 BMI(체질량지수)가 편리합니다. BMI 22를 목표로 식사의 내용을 조절해봅시다. 22보다 수치가 높다면 식사의 내용을 재검토하거나 살짝 당질을 줄이거나 식사 시간에 신경을 써봅시다. 매일 마음을 다잡고 적정 체중을 향해 노력하다 보면 치매 리스크를 줄일 수 있습니다.

# BMI 22에 해당하는 몸무게는 병에 잘 걸리지 않는 표준 체중

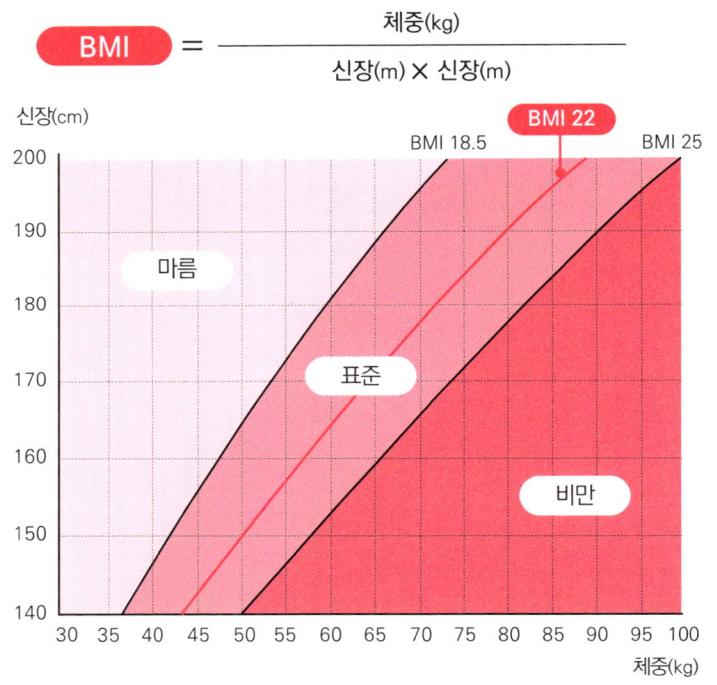

일본 비만학회가 정한 기준으로는 18.5 미만이 '마름', 18.5 이상 25 미만이 '표준', 25 이상이 '비만'이다. BMI 22에 해당하는 체중이 표준 체중으로 통계적으로 가장 병에 잘 걸리지 않는다. 일본인 평균 신장은 여성이 158cm, 남성이 171cm다. BMI 22가 되려면 평균 신장 여성의 경우 체중이 54.9kg(1.58×1.58×22), 남성의 경우 64.3kg(1.71×1.71×22)이다.

※ 참고자료 : 후생노동성 '식사 균형 가이드'

| 에필로그 |

이 책에서 저는 꽤 많은 것들에 대해 이야기했습니다. '이렇게 여러 가지를 해야만 한다고…?'라며 어찌할 바를 모르겠다는 분들도 계실지 모르겠네요.

하지만 지금 당장 모든 것을 실천할 필요는 없습니다. 우선은 여러분이 하실 수 있는 것만 해보시면 됩니다. 제가 많은 정보를 제공해드린 이유는 바로 그러한 이유에서입니다.

치매는 다양한 요인들이 복잡하게 얽혀서 발병합니다. 그 '모든 것을 피하는 것'은 사실 불가능하지요. 하지만 '가급적 줄이기'는 가능하지 않을까요? 오늘부터 부디 가벼운 마음으로 시도해보셨으면 합니다.

치매에 대해 생각하면 무서운 마음부터 들지도 모릅니다. 그래도 너무 불안해하지 마시고 즐겁게 지내시기 바랍니다. 왜냐하면, 어떤 기분으로 일상을 보내는지도 치매 발병과 무관하지 않기 때문입니다.

일본에서 실시된 한 조사에 따르면, 치매 환자 중에는 젊었을 적 '과묵하고 완고하며 비사교적이고 성질이 급한' 생활을 했던 사람이 많다고 합니다. 반대로 나이를 먹어도 치매에 걸리지 않고 건강하게 지내는 사람의 대부분은 젊었을 적에 '밝고 적극적이고 사교적이며 행동적'인 생활을 했다고 합니다.

이 책을 통해 알게 된 '식사 규칙'을 가능한 한 범위에서 실천하며, 너무 걱정하지 말고 즐겁게 지내셨으면 합니다. 괜찮습니다. 여러분은 이미 치매를 멀리하기 위한 대단한 무기를 지니고 계십니다.

- 야마네 가즈히코

이 책 Chapter 3의 소제목으로 나왔던 식재료는 굵은 글씨로 표시했으며, 특히 추천합니다. 단 굵은 글씨로 표시된 식재료만을 먹으면 좋다는 것이 아니라 그것들을 중심으로 여러 가지 식재료를 자유롭게 고르시면 됩니다.

수분과 채소는 듬뿍 드시면 좋습니다. 탄수화물, 지방, 단백질 균형도 생각해주세요. 이 페이지를 복사해서 점선 부분을 오려낸 뒤 냉장고에 붙이거나 평상시 장바구니에 넣어놓고 활용하실 수 있습니다.

# 뇌가 되살아나는 식재료 리스트

| 탄수화물 | 현미, 메밀, 토란, 참마 |
|---|---|

| 지방 | 올리브유, 현미유, 해바라기씨유, 아보카도오일, 아마씨유, 들기름, 기버터 |
|---|---|

| 단백질 | **육류** 소고기, 돼지고기, 닭고기, 말고기, 오리고기, 양고기<br>**어패류** 전갱이, 정어리, 오징어, 장어, 조개(굴, 바지락, 대합, 가리비 등), 가다랑어, 연어, 고등어, 꽁치, 문어, 참치캔(워터 참치캔), 청어, 붕장어, 은어, 가자미, 보리멸, 자라, 갈치, 대구, 새우, 멸치, 연어알, 파래, 모즈쿠(꼬시래기와 유사, 조금 더 부드러운 식감), 미역<br>**계란·콩류** 계란, 낫토, 메추리알, 대두, 병아리콩 |
|---|---|

| 채소 | 순무, 단호박, 콜리플라워, 양배추, 물냉이, 케일, 소공채, 고구마, 쑥, 생강, 셀러리, 무, 양파, 청경채, 토마토, 대파, 부추, 당근, 마늘, 배추, 고수, 파슬리, 피망, 브로콜리, 브로콜리 새싹, 시금치, 경수채, 락교, 래디시, 루콜라, 상추, 로마네스크 브로콜리, 고추냉이, 버섯류(팽이버섯, 표고버섯, 새송이버섯, 만가닥버섯 등) 아스파라거스, 오크라, 우엉, 여주, 차조기잎, 네 잎 클로버, 몰로키야, 연근 |
|---|---|

| 과일 | 베리류(라즈베리, 블루베리 등), 감귤류(오렌지, 자몽, 시콰사, 레몬 등), 버찌 |
|---|---|

| 음료 | 물, 탄산수, 녹차(옥로, 전차, 반차, 호지차 등), 허브티, 홍차, 무첨가 유기농 두유 |
|---|---|

| 조미료 | 된장, 간장, 비정제 설탕, 올리고당, 나한과, 스테비아, 가다랑어포, 누룩, 누룩 소금, 술지게미, 레몬 과즙 |
|---|---|

| 기타 | 물김치, 사워크라우트(양배추절임), 채소절임, 다크 초콜릿, 군고구마, 말린 오징어, 본 브로스(사골 수프) |
|---|---|

| 참고문헌 |

### 여러분의 집에도 '치매를 부르는 냉장고'가 있지는 않나요?
Stephanie McMains, Sabine Kastner. "Interactions of top-down and bottom-up mechanisms in human visual cortex", J Neurosci, 2011, Jan 12;31(2):587-97

### 프롤로그
내각부 '2017년 판 고령사회백서(개요판) 제1장 고령화의 상황, 제2절 고령자의 모습과 둘러싼 환경의 현황과 동향, 고령자의 건강·복지, 치매 고령자 수 추계'

https://www8.cao.go.jp/kourei/whitepaper/w-2017/html/gaiyou/s1_2_3.html

Gill Livingston, et al. Dementia prevention, intervention, and care: 2020 report of the Lancet Commission. Lancet. 2020 Aug 8;396(10248):413-446.

## Chapter 1
### ■ 치매에 걸리기까지는 20년 이상 소요된다
Clifford R Jack Jr, et al. Tracking pathophysiological processes in Alzheimer's disease: an updated hypothetical model of dynamic biomarkers. Lancet Neurol. 2013 Feb;12(2):207-16.

Lancet Commission. Lancet. 2020;Aug;8:396(10248):413-446.

Dale E Bredsen. Reversal of cognitive decline: a novel therapeutic program. Aging. 2014 Sep;6(9):707-17.

### ■ 식사 방법 개선으로 치매가 발생하는 3가지 원인을 멀리한다
Dale Bredesen 〈The End of Alzheimer's: The First Program to Prevent and Reverse Cognitive Decline〉 Avery 2017/8/22

### ■ 염증 ①~⑤
Sergio T Ferreira, et al. Inflammation, defective insulin signaling, and neuronal dysfunction in Alzheimer's disease. Alzheimers Dement. 2014;Feb;10:S76-83.

Grammas P. Neurovascular dysfunction, inflammation and endothelial activation: Implications for the pathogenesis of Alzheimer's disease. J Neuroinflammation. 2011;8:26.

Meraz-Ríos M.A., et al. Inflammatory process in Alzheimer's Disease. Front Integr Neurosci. 2013;7

Rubio-Perez J.M., Morillas-Ruiz J.M. A Review: Inflammatory process in Alzheimer's disease, role of cytokines. ScientificWorldJournal. 2012;2012

A Ott, et al. Diabetes mellitus and the risk of dementia: The Rotterdam Study. Neurology. 1999 Dec 10;53(9):1937-42.

Vidhu Gill, et al. Advanced Glycation End Products (AGEs) May Be a Striking Link Between Modern Diet and Health. Biomolecules. 2019 Dec 17;9(12):888.

Grazia R Tundo, et al. Multiple functions of insulin-degrading enzyme: a metabolic crosslight? Crit Rev Biochem Mol Biol. 2017 Oct;52(5):554-582.

Alessio Fasano. Zonulin and its regulation of intestinal barrier function : The biological door to inflammation, autoimmunity, and cancer. Physiol Rev. 2011 Jan;91(1):151-75.

LJ Spielman, et al. Unhealthy gut, unhealthy brain: The role of the intestinal microbiota in neurodegenerative diseases. Neurochem Int. 2018;120:149-163.

Smith MA, Taneda S, Richey PL, et al. Advanced Maillard reaction end products are associated with Alzheimer disease pathology. Proc Natl Acad Sci USA. 1994 Jun 7;91(12):5710-4.

Tomoko W, Kazuyuki Y, et al. Differential effects of diet- and genetically-induced brain insulin resistance on amyloid pathology in a mouse model of Alzheimer's disease. Mol Neurodegener. 2019 Apr 12;14(1):15.

Ncholas M Vogt, Robert L Kerby, et al. Gut microbiome alterations in Alzheimer's disease. Sci Rep. 2017 Oct 19;7(1):13537.

Jotham S, Yotam C, et al. Personalized microbiome-driven effects of non-nutritive sweeteners on human glucose tolerance. Cell. 2022 Sep 1;185(18):3307-3328.e19.

Lulu Y, Ousman B, et al. The varying effects of antibiotics on gut microbiota. AMB Express. 2021 Aug 16;11(1):116.

Kassem M, Edward C.D., et al. The Impact of Dietary Fiber on Gut Microbiota in Host Health and Disease. Cell Host Microbe. 2018 Jun 13;23(6):705-715.

Pedram H, Caroline R.R., et al. Dysregulated Gut Homeostasis Observed Prior to the Accumulation of the Brain Amyloid-$\beta$ in Tg2576 Mice. Int J Mol Sci. 2020 Mar 3;21(5):1711.

Nicholas W.B., James R.B., et al. Enterochromaffin Cells Are Gut Chemosensors that Couple to Sensory Neural Pathways. Cell. 2017 Jun 29;170(1):185-198.e16.

Sudha S, Alexa B, et al. Plasma homocysteine as a risk factor for dementia and Alzheimer's disease N Engl J Med. 2002 Feb 14;346(7):476-83.

■ 독소 ①~②

Geir Bjørklund, et al. Insights into the Potential Role of Mercury in Alzheimer's Disease. J Mol Neurosci. 2019 Apr;67(4):511-533.

April P Neal, et al. Molecular neurobiology of lead (Pb(2+)): effects on synaptic function. Mol Neurobiol. 2010 Dec;42(3):151-60.

Dale Bredesen「The End of Alzheimer's: The First Program to Prevent and Reverse Cognitive Decline」Avery 2017/8/22

토호대학 이학부 생물학과 〈냄새와 뇌 스트레스 응답〉
https://www.toho-u.ac.jp/sci/bio/column/0824.html

Zhou W, et al. Cathepsin B plays a critical role in inducing Alzheimer's disease-like phenotypes following chronic systemic exposure to lipopolysaccharide from Porphyromonas gingivalis in mice. Brain Behav Immun. 2017 Oct:65:350-361

Bor Luen Tang. Neuropathological Mechanisms Associated with Pesticides in Alzheimer's Disease. Toxics. 2020 Mar 25;8(2):21.

후생노동성 '어패류에 포함되는 수은의 조사 결과(정리)'
https://www.mhlw.go.jp/topics/bukyoku/iyaku/syoku-anzen/suigin/dl/050812-1-05.pdf

### ■ 영양 부족 ①~②

David O Kennedy. B Vitamins and the Brain: Mechanisms, Dose and Efficacy—A Review. Nutrients. 2016 Jan 27;8(2):68.

키타 사토시(喜田聡) 〈기억제어에 대한 필수 영양소군의 역할〉
Journal of Japanese Biochemical Society 93(1): 7-14 (2021)

Douglas G.P, James R.C., et al. The Relationship between Iron Dyshomeostasis and Amyloidogenesis in Alzheimer's Disease: Two Sides of the Same Coin. Neurobiol Dis. 2015 Sep:81:49-65.

Mariacarla V, George J.B., et al. Zinc in Alzheimer's Disease: A Meta-Analysis of Serum, Plasma, and Cerebrospinal Fluid Studies. J Alzheimers Dis. 2015;46(1):75-87.

Smorgon C, Mari E, et al. Trace elements and cognitive impairment: an elderly cohort study. Arch Gerontol Geriatr Suppl. 2004:(9):393-402.

## Chapter 2
### ■ NG 식재료 ① 밀가루 제품

Sandro D, Ramzi E.A., et al. Gliadin, zonulin and gut permeability Effects on celiac and non-celiac intestinal mucosa and intestinal cell lines. Scand J Gastroenterol. 2006 Apr;41(4):408-19.

Alessio Fasano. Zonulin and its regulation of intestinal barrier function : The biological door to inflammation, autoimmunity, and cancer. Physiol Rev. 2011 Jan;91(1):151-75.

〈헬스 라이프 비즈니스〉(2023년 5월 1일 발행)

Jacqueline A. B., Maya L. B., et al. Is the Use of Glyphosate in Modern Agriculture Resulting in Increased Neuropsychiatric Conditions Through Modulation of the Gut-brain-microbiome Axis? Front Nutr. 2022; 9: 827384.

EFSA assesses potential link between two neonicotinoids and developmental neurotoxicity
https://www.efsa.europa.eu/en/press/news/131217

농림수산성 〈가공식품의 원료 원산지 표시 제도에 대해〉
https://www.maff.go.jp/j/syouan/hyoji/gengen_hyoji.html

Malav S.T., Jayni S.S., et al. Food-derived opioid peptides inhibit cysteine uptake with redox and epigenetic consequences. J Nutr Biochem. 2014 Oct;25(10):1011-8.

Olaoluwa O, Robert H.Y., et al. Elevated gliadin antibody levels in individuals with schizophrenia. World J Biol Psychiatry. 2013 Sep;14(7):509-15.

### ■ NG 식재료 ② 트랜스지방산

소비자청 〈트랜스지방산의 정보 개시에 관한 조사 사업 보고서〉 2020년 6월
https://www.caa.go.jp/policies/policy/food_labeling/information/research/2019/assets/food_labeling_cms206_20200626_01.pdf

Yu-Chia Kao, et al. Lipids and Alzheimer's Disease. Int J Mol Sci. 2020 Feb; 21(4): 1505.

Kirsten S.B., Albert M.J., et al. Quantifying benefits of the Danish transfat ban for coronary heart disease mortality 1991-2007: Socioeconomic analysis using the IMPACTsec model. PloS One. 2022 Aug 17;17(8):e0272744.

### ■ NG 식재료 ③ 우유

Natalia Petruski-Ivleva, et al. Milk Intake at Midlife and Cognitive Decline over 20 Years. The Atherosclerosis Risk in Communities (ARIC) Study. Nutrients. 2017 Oct 17;9(10):1134.

Sun Jianqin, et al. Effects of milk containing only A2 beta casein versus milk containing both A1 and A2 beta casein proteins on gastrointestinal physiology, symptoms of discomfort, and cognitive behavior of people with self-reported intolerance to traditional cows' milk. Nutr J . 2016 Apr 2:15:35.

아다치 다치(足立達), 〈유당불내증과 우유 먹는 법〉 일본가정학회지 Vol. 38 No. 1 77~82(1982)

### ■ NG식재료 ④ 튀긴 음식

AGE측정추진협회 'AGE가 많은 식품·적은 식품'
https://age-sokutei.jp/food/

Vidhu G, Vijay K., et al. Advanced Glycation End Products (AGEs) May Be a Striking Link Between Modern Diet and Health. Biomolecules. 2019 Dec; 9(12): 888.

Masayuki Y, Yoshikazu Y. Glycative stress and anti-aging: 15. Regulation of Glycative stress. 3. Reduction of AGEs intake from food. Glycative Str Res. 2020; 7 (1): 70-74

국립의약품식품위생연구소 식품부 '식품 중 아크릴아마이드 분석 결과'
https://www.mhlw.go.jp/topics/2002/11/tp1101-1a.html

모리모토 마사히로(森本昌宏), 모리아키 외, 〈후쿠오카현에 있어서의 아크릴아마이드 혼입 우물수에 기인하는 중독 환자의 발생〉. 용수와 배수. 1975. 17. 51-62.

농림수산성 '식품 중 아크릴아마이드에 대해 자주 묻는 질문과 답변'
https://www.maff.go.jp/j/syouan/seisaku/acryl_amide/a_syosai/teigen/qa.html

### ■ NG 식재료 ⑤ 가공육

WHO Cancer: Carcinogenicity of the consumption of red meat and processed meat. 26 October 2015

Huifeng Z, Darren C.G, et al. Meat consumption and risk of incident dementia: cohort study of 493,888 UK Biobank participants. Am J Clin Nutr. 2021 Jul 1;114(1):175-184.

Dr. Uma Naidoo. A Harvard nutritionist and brain expert says she avoids these 5 foods that 'weaken memory and focus'. HEALTH AND WELLNESS. Published Sun, Nov 28 2021.

■ **NG 식재료 ⑥ 참치**

후생노동성 '어패류에 포함된 수은에 대해서'
https://www.mhlw.go.jp/topics/bukyoku/iyaku/syoku-anzen/suigin/

■ **NG 식재료 ⑦ 톳**

마스다 타카마사(増田隆昌) 외, A Suppressive Effect of Alginates-containing Supplements Intake on Sodium Absorption-Placebo-controlled Randomized Double-blind Parallel-group Comparative Study- 약리와 치료. Volume 50, Issue 10, 1829 - 1836 (2022)

Hiroko M, Hidekazu T, et al. Antitumor activity and immune response of Mekabu fucoidan extracted from Sporophyll of Undaria pinnatifida. In Vivo. 2003 May-Jun;17(3):245-9.

Benoit I Giasson, et al. The environmental toxin arsenite induces tau hyperphosphorylation. Biochemistry. 2002 Dec 24;41(51):15376-87.

Norie S, Motoki I, et al. Dietary arsenic intake and subsequent risk of cancer: the Japan Public Health Center-based (JPHC) Prospective Study. Cancer Cau Con. 2013; 24(7): 1403-1415.

농림수산성 '식품에 포함된 비소 실태 조사'
https://www.maff.go.jp/j/syouan/nouan/kome/k_as/occurrence.html

농림수산성 '더 안전하게 먹기 위해 가정에서 할 수 있는 톳 조리법'
https://www.maff.go.jp/j/syouan/tikusui/gyokai/g_kenko/busitu/pdf/hijiki02.pdf

■ **NG 식재료 ⑧ 고GI·GL 지수 식품**

Kaye F.P, Susanna H.A., et al. International table of glycemic index and glycemic load values: 2002. Am J Clin Nutr. 2002 Jul;76(1):5-56.

■ **NG 식재료 ⑨ 고당도 과일**

과일과 꿀 당류의 함유량 일람. '일본식품표준성분표 2015년 판'

■ **NG 식재료 ⑩ 주류**

M D De Bellis, et al. Hippocampal volume in adolescent-onset alcohol use disorders. Am J Psychiatry . 2000 May;157(5):737-44.

후생노동성 '알코올과 치매'
https://www.e-healthnet.mhlw.go.jp/information/alcohol/a-01-007.html

Tengyu Ma, et al. Resveratrol as a Therapeutic Agent for Alzheimer's Disease. Biomed Res Int. 2014; 2014: 350516.

### ■ NG 식재료 ⑪ 인공감미료

Karol Kowalski, et al. Brain-Gut-Microbiota Axis in Alzheimer's Disease. J Neurogastroenterol Motil. 2019 Jan; 25(1): 48-60.

Charlotte D, Melanie D, et al. Artificial Sweeteners and Risk of Type 2 Diabetes in the Prospective NutriNet-Santé Cohort. Diabetes Care. 2023 Sep 1;46(9):1681-1690.

Vittorio C, Rukhsana S, et al. Nitrosative stress, cellular stress response, and thiol homeostasis in patients with Alzheimer's disease. Antioxid Red Sig. 2006 Nov-Dec;8(11-12):1975-86.

### ■ NG 식재료 ⑫ 과당·포도당·액당

Miriam B.V., Joel E.L. Dietary fructose in nonalcoholic fatty liver disease. Hepatology. 2013 Jun;57(6):2525-31.

Mark A.F, Michael K. "Sweet death": Fructose as a metabolic toxin that targets the gut-liver axis. Cell Metab. 2021 Dec 7;33(12):2316-2328.

## Chapter 3
### ■ OK 식재료 ① 물

Michele L, Antonio M, et al. Neurocognitive Disorders and Dehydration in Older Patients: Clinical Experience Supports the Hydromolecular Hypothesis of Dementia. Nutrients. 2018 May 3;10(5):562.

Bonnie J.W, Janet M, et al. Postadmission dehydration: risk factors, indicators, and outcomes. Rehabil Nurs. 2009 Sep-Oct;34(5):209-16.

소비자청 '경구보수액이 뭐야?'
https://www.caa.go.jp/policies/policy/food_labeling/foods_for_special_dietary_uses/assets/food_labeling_cms206_20230927_06.pdf

### ■ OK 식재료 ② 브로콜리

채소류 '일본식품표준성분표 2020년 판'

후생노동성 '일본인의 식사 섭취 기준' 책정 검토회 '일본인의 식사 섭취 기준(2020년 판)'
https://www.mhlw.go.jp/content/10904750/000586553.pdf

Takahiro S, Fumie N, et al. Toll-like receptors as a target of food-derived anti-inflammatory compounds. J Biol Chem. 2014 Nov 21;289(47):32757-72.

Hacht C.C. Inhibition of carcinogenesis by isothiocyanates. Drug Metab Rev. 2000 Aug-Nov;32(3-4):395-411.

Fahey J.W., Talalay P. Antioxidant functions of sulforaphane: a potent inducer of Phase II detoxication enzymes. Food Chem Toxicol. 1999 Sep-Oct;37(9-10):973-9.

Jasmina C, Adisa P, et al. Antioxidative and antitumor properties of in vitro-cultivated broccoli (Brassica oleracea var. italica). Pharm Biol. 2012 Feb;50(2):175-81.

Verkerk R, Dekker M, et al. Post-harvest increase of indolyl glucosinolates in response to chopping and storage of Brassica vegetables. J. Sci. Food Agric. 2001. 81, 953-958.

■ OK 식재료 ③ 부추

Kudo H, Takeuchi T, et al. In vitro anti-helicobacter pylori activity of Chinese chive (Allium tuberosum). Food Sci. Technol. Res., 17, 505-513 (2011)

Minoru S, Teruyuki S. Research on the Impact of Methiin-Alliin by Processing Conditions and Preservation Method of Chinese Chives. Technical Report. January 2017. doi:10.20706/hakodatekosen.51.0_11

Tali S.I, Ramit R.S., et al. A Systematic Review and Meta-Analysis of the Association between Helicobacterpylori Infection and Dementia. J Alzheimers Dis. 2016 Apr 15;52(4):1431-42.

■ OK 식재료 ④ 마늘

Caragay A. B., Cancer-preventive foods and ingredients. Food Technol., 4, 65-68, 1992.

Ray B, Chauhan N.B., et al. The "aged garlic extract:" (AGE) and one of its active ingredients S-allyl-L-cysteine (SAC) as potential preventive and therapeutic agents for Alzheimer's disease (AD). Curr Med Chem. 2011;18(22):3306-13.

■ OK 식재료 ⑤ 버섯류

Lei F, Irwin K.C., et al. The Association between Mushroom Consumption and Mild Cognitive Impairment: A Community-Based Cross-Sectional Study in Singapore J Alzheimers Dis. 2019;68(1):197-203.

Nae C.Y, Hung C.L., at al. Ergothioneine protects against neuronal injury induced by β-amyloid in mice. Food Chem Toxicol. 2012 Nov;50(11):3902-11.

와타나베 노리카즈(渡邉憲和) 외. 〈정상인 및 경도인지장애인에 대한 에르고티오네인 함유 식품의 인지기능 개선 효과 약리와 치료〉 48(4), 685-697, 2020.

■ OK 식재료 ⑥ 꽁치

Hisanori Tokuda, et al. The association between long-chain polyunsaturated fatty acid intake and changes in brain volumes among older community-dwelling Japanese people. Neurobiol Aging. 2022 Sep;117:179-188.

Lai Kuan Lee, et al. Docosahexaenoic acid-concentrated fish oil supplementation in subjects with mild cognitive impairment (MCI): a 12-month randomised, double-blind, placebo-controlled trial. Psychopharmacology (Berl). 2013 Feb;225(3):605-12.

Bethany G, Seol H.K., et al. Neuroprotective mechanisms of astaxanthin: a potential therapeutic role in preserving cognitive function in age and neurodegeneration. Geroscience. 2017 Feb;39(1):19-32.

Mikiyuki K, Akira S, et al. Effects of astaxanthin-rich Haematococcus pluvialis extract on cognitive function: a randomised, double-blind, placebo-controlled study. J Clin Biochem Nutr. 2012 Sep;51(2):102-7.

■ OK 식재료 ⑦ 소·돼지·닭고기

식품가식부 100g당 아미노산 조성. 여자영양대학출판부 '4정식품 성분표'

육류의 부위별 성분 일람. 문부과학성 과학기술·학술심의회 자사분과회 보고 '일본 식품 표준 성분표 2020년 판'

농림수산성의 '락토파민염산, 사육 촉진제 등의 사용 상황'
https://www.cas.go.jp/jp/tpp/tppinfo/2016/pdf/160420_tpp_sankou09.pdf

■ OK 식재료 ⑧ 조개류

Hye Y.K, Hyunjin V.K., et al. Taurine in drinking water recovers learning and memory in the adult APP/PS1 mouse model of Alzheimer's disease. Sci Rep. 2014 Dec 12:4:7467.

Shiro T, Tomonori F, et al. GABAA Receptors and Maternally Derived Taurine Regulate the Temporal Specification of Progenitors of Excitatory Glutamatergic Neurons in the Mouse Developing Cortex. Cereb Cortex. 2021 Aug 26:31(10):4554–4575.

■ OK 식재료 ⑨ 계란

Buchman A.L, et al. Verbal and visual memory improve after choline supplementation in long-term total parenteral nutrition: a pilot study. JPEN J Parenter Enteral Nutr. 2001 Jan-Feb;25(1):30–5.

■ OK 식재료 ⑩ 낫토

Sumi H, Hamada H, et al. Enhancement of the fibrinolytic activity in plasma by oral administration of nattokinase. Acta Haematol. 1990;84(3):139–43.

■ OK 식재료 ⑪ 베리류·감귤류

Shu Z, Ya sutake T, et al. Citrus consumption and incident dementia in elderly Japanese: the Ohsaki Cohort 2006 Study. Br J Nutr. 2017 Apr;117(8):1174–1180.

Vaibhav W, Deepak K, et al. Delineation of Neuroprotective Effects and Possible Benefits of AntioxidantsTherapy for the Treatment of Alzheimer's Diseases by Targeting Mitochondrial-Derived Reactive Oxygen Species: Bench to Bedside. Mol Neurobiol. 2022 Jan;59(1):657–680.

Akira N, Yuki Aoyama, et al. Nobiletin, a citrus flavonoid, improves cognitive impairment and reduces soluble A$\beta$ levels in a triple transgenic mouse model of Alzheimer's disease (3XTg-AD). Behav Brain Res. 2015 Aug 1:289:69–77.

■ OK 식재료 ⑫ 녹차

Monira P, Keiko Unno, et al. Beneficial Effects of Green Tea Catechins on Neurodegenerative Diseases. Molecules. 2018 May 29:23(6):1297.

Moeko N. S, Sohshi Y, et al. Consumption of green tea, but not black tea or coffee, is associated with reduced risk of cognitive decline. PloS One. 2014 May 14;9(5):e96013.

- **OK 식재료 ⑬ 레몬 과즙**

  Masayuki Y, Shiori U, et al. Effect of the postprandial blood glucose on lemon juice and rice intake. Glycative Str Res. 2020 Apr 28; 7 (2): 174-180.

  Moeko Noguchi-Shinohara, et al. Higher Blood Vitamin C Levels are Associated with Reduction of Apolipoprotein E E4-related Risks of Cognitive Decline in Women: The Nakajima Study. J Alzheimers Dis. 2018;63(4):1289-1297.

  Fiammetta Monacelli,et al. Vitamin C, Aging and Alzheimer's Disease. Nutrients. 2017 Jun 27;9(7):670.

- **OK 식재료 ⑭ 군고구마**

  Yang Y, Acharandio I, et al. Effect of the intensity of cooking methods on the nutritional and physical properties of potato tubers. Food Chem. 2016 Apr 15;197 Pt B:1301-10.

## Chapter 4

- **대식가는 치매뿐만 아니라 각종 질병에 대한 리스크가 높다**

  Omonigho M.B, Michael B, et al. Sleep, Cognitive impairment, and Alzheimer's disease: A Systematic Review and Meta-Analysis. Sleep. 2017 Jan 1;40(1)

- **많이 씹으면 과식을 예방할 수 있고 뇌의 혈류도 증가한다**

  Harumi H, Harue S, et al. Involvement of the basal nucleus of Meynert on regional cerebral cortical vasodilation associated with masticatory muscle activity in rats. J Cereb Blood Flow Metab. 2020 Dec;40(12):2416-2428.

- **고온 조리보다 저온 조리로, 특히 중탕이 좋다**

  AGE측정추진협회 'AGE(종말당화 산물)가 많은 식품·적은 식품'
  https://www.age-sokutei.jp/food/index.html

- **식사 순서를 바꾸는 것만으로도 치매 리스크는 낮아진다**

  Imai S, Fukui M, et al. Effect of eating vegetables before carbohydrates on glucose excursions in patients with type 2 diabetes. J Clin Biochem Nutr. 2014 Jan;54(1):7-11.

- **저항성 전분의 신기한 비밀**

  Mark L, Ashley C, et al. Resistant Starch Alters the Microbiota-Gut Brain Axis: Implications for Dietary Modulation of Behavior. PloS One. 2016 Jan 8;11(1):e0146406.

  Yong W, Jing C, et al. Effects of the resistant starch on glucose, insulin, insulin resistance, and lipid parameters in overweight or obese adults: a systematic review and meta-analysis. Nutr Diabetes. 2019 Jun 5;9(1):19.

  Michael E.B, Valerio N, et al. A Quarter Century of APOE and Alzheimer's Disease: Progress to Date and the Path Forward. Neuron. 2019 Mar 6;101(5):820-838.

  Emily D. Alzheimer's and High Blood Sugar. Psychology Today. 2011 September 20.

### ■ 탄수화물, 지방, 단백질을 이상적인 비율로 균형 있게 섭취

후생노동성 '일본인의 식사 섭취 기준' 책정 검토회 '일본인의 식사섭취 기준(2020년 판)' 1-5 에너지 생산 영양소 균형
https://www.mhlw.go.jp/content/10904750/000586553.pdf

Dale Bredesen 〈The First Survivors of Alzheimer's〉 Avery 2021/8/17

후생노동성 '2019년 국민건강·영양조사보고'
https://www.mhlw.go.jp/content/001066903.pdf

### ■ 고기나 생선 뼈를 고아낸 육수를 하루에 한 잔씩 마시면 좋다

도쿄도 건강장수의료센터연구소 '보행은 왜 치매 예방으로 연결되는가?'
https://www.tmghig.jp/research/topics/201412-3404/

Bin W, Guoya W, et al. Glutamine and intestinal barrier function. Amino Acid. 2015 Oct;47(10):2143-54.

Giuseppina F, Venera C, et al. Gelatin tannate reduces the proinflammatory effects of lipopolysaccharide in human intestinal epithelial cells. Clin Exp Gastroenterol. 2012:5:61-7.

### ■ 매일 식사 시간은 정확한 타이밍에

Nina E.F, Giorgio B, et al. Coupled electrophysiological, hemodynamic, and cerebrospinal fluid oscillations in human sleep. Science. 2019 Nov 1;366(6465):628-631.

Matthieu Lilamand, et al. Are ketogenic diets promising for Alzheimer's disease? A translational review. Alzheimers Res Ther. 2020 Apr 14;12(1):42

Erling H, Huan D, et al. Beta-hydroxybutyrate Promotes the Expression of BDNF in Hippocampal Neurons under Adequate Glucose Supply. Neuroscience. 2018 Aug 21:386:315-325.

# 치매를 예방하는 최고의 식사법

제1판 1쇄  2025년 8월 7일

지은이　야마네 가즈히코
옮긴이　이성희
감수자　황이선
펴낸이　한성주
펴낸곳　㈜두드림미디어
책임편집　최윤경
디자인　디자인 뜰채 apexmino@hanmail.net

**㈜두드림미디어**
등　록　2015년 3월 25일(제2022-000009호)
주　소　서울시 강서구 공항대로 219, 620호, 621호
전　화　02)333-3577
팩　스　02)6455-3477
이메일　dodreamedia@naver.com(원고 투고 및 출판 관련 문의)
카　페　https://cafe.naver.com/dodreamedia

ISBN　979-11-94223-78-8 (03510)

책값은 뒤표지에 있습니다.
파본은 구입하신 서점에서 교환해드립니다.